Complications in Modern Digestive Endoscopy Procedures

Prevention, Diagnosis and Treatment

现代消化内镜诊疗并发症

预防、诊断及处理

主　审　李兆申　金震东
主　编　张敏敏　邹多武

中国科学技术出版社
·北　京·

图书在版编目（CIP）数据

现代消化内镜诊疗并发症：预防、诊断及处理 / 张敏敏，邹多武主编 . — 北京：中国科学技术出版社，2023.6

ISBN 978-7-5046-9883-4

Ⅰ . ①现… Ⅱ . ①张… ②邹… Ⅲ . ①消化系统疾病—内窥镜检—并发症—防治 Ⅳ . ① R570.4

中国国家版本馆 CIP 数据核字 (2023) 第 011882 号

策划编辑	孙　超　焦健姿	
责任编辑	孙　超	
文字编辑	张　龙	
装帧设计	佳木水轩	
责任印制	徐　飞	

出　　版	中国科学技术出版社
发　　行	中国科学技术出版社有限公司发行部
地　　址	北京市海淀区中关村南大街 16 号
邮　　编	100081
发行电话	010-62173865
传　　真	010-62179148
网　　址	http://www.cspbooks.com.cn

开　　本	710mm×1000mm　1/16
字　　数	194 千字
印　　张	13
版　　次	2023 年 6 月第 1 版
印　　次	2023 年 6 月第 1 次印刷
印　　刷	北京盛通印刷股份有限公司
书　　号	ISBN 978-7-5046-9883-4 / R・2977
定　　价	108.00 元

编著者名单

主　审　李兆申　金震东

主　编　张敏敏　邹多武

副主编　刘亚萍

编　者　（以姓氏汉语拼音为序）

安　薇　海军军医大学第一附属医院（长海医院）消化内科

陈　辉　海军军医大学第一附属医院（长海医院）消化内科

陈　希　上海交通大学医学院附属瑞金医院消化内科

褚　晔　上海交通大学医学院附属瑞金医院消化内科

董金斌　上海市浦东新区公利医院消化内科

窦晓坛　南京大学医学院附属鼓楼医院消化内科

龚婷婷　上海交通大学医学院附属瑞金医院消化内科

顾于蓓　上海交通大学医学院附属瑞金医院消化内科

何相宜　上海交通大学医学院附属瑞金医院消化内科

李白容　空军特色医学中心消化内科

刘　磊　上海交通大学医学院附属瑞金医院消化内科

刘亚萍　海军军医大学第一附属医院（长海医院）消化内科

罗　艳　上海交通大学医学院附属瑞金医院麻醉科

宁守斌　空军特色医学中心消化内科

钱爱华　上海交通大学医学院附属瑞金医院消化内科

沈　锐　上海交通大学医学院附属瑞金医院消化内镜中心

石益海　上海市浦东新区公利医院消化内科

王　东　上海交通大学医学院附属瑞金医院消化内科

王　晟　中国医科大学附属盛京医院内镜中心

吴　巍　上海交通大学医学院附属瑞金医院消化内科

夏一梦　上海交通大学医学院附属瑞金医院麻醉科

衣津慧　海军军医大学第一附属医院（长海医院）消化内科

张　玲　上海交通大学医学院附属瑞金医院消化内科

张敏敏　上海交通大学医学院附属瑞金医院消化内科

张贤达　上海交通大学医学院附属瑞金医院消化内科

张以洋　南京大学医学院附属鼓楼医院消化内科

周春华　上海交通大学医学院附属瑞金医院消化内科

邹多武　上海交通大学医学院附属瑞金医院消化内科

主编简介

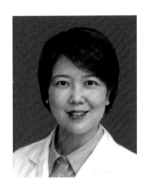

张敏敏

医学博士，副教授，上海交通大学医学院附属瑞金医院消化内科副主任医师。上海市医学会消化系病专科分会青年委员会副主任委员，国家消化道早癌防治中心联盟理事，上海市医师协会消化内科分会委员，中国医师协会消化内镜分会健康管理专委会委员，中国抗癌协会肿瘤内镜专委会青年委员会委员，世界内镜组织（WEO）EUS论坛执行主席。2000年毕业于海军军医大学临床医学系，2006年博士毕业于海军军医大学第一附属医院（长海医院），2012—2013年赴美国约翰斯·霍普金斯大学附属医院访学，2017年获国家卫健委与日中交流中心资助赴日本顺天堂大学附属医院深造，2018年获亚洲青年内镜医师奖励（AYEA）资助赴韩国釜山国立大学附属医院进修。长期从事内镜超声诊疗、早癌筛查与内镜下治疗、胆胰疾病内镜微创及综合治疗等临床与科研工作。主编、副主编专著多部。

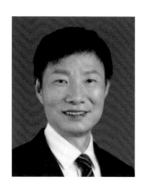

邹多武

主任医师，教授，博士研究生导师，上海交通大学医学院附属瑞金医院消化内科执行主任，原海军军医大学第一附属医院（长海医院）消化内科执行主任。中华医学会消化病学分会常委，中华医学会消化病学分会食管疾病协作组组长，中华医学会内镜学分会第八届大数据协作组副组长，中华医学会消化内镜学分会ERCP学组委员，上海市医学会消化病学分会候任主委。曾赴澳大利亚阿德雷得大学附属皇家阿德雷得医院留学。研究方向包括消化内镜诊治及ERCP技术，专业特长为胃肠动力障碍性疾病的诊治，胰腺疾病诊治，胆道、胰腺疾病的内镜治疗及消化系疑难疾病诊治。主持国家自然科学基金、国家重点研发计划精准医学项目课题、上海市"青年科技启明星"及上海市"医院新星"计划等多项科研课题。获国家科技进步二等奖、上海市科技进步一等奖、军队医疗成果一等奖及军队医疗成果奖等多种奖项。以第一作者及通讯作者身份于SCI期刊发表论文60余篇。

内容提要

　　随着医学科技的飞速发展及医疗水平的不断提高，临床上借助内镜技术进行诊断及治疗已成为消化内科临床诊疗中基础且重要的手段。随着消化内镜技术及设备的进步，有关内镜下微创介入治疗的新进展层出不穷。全书共 8 章，不仅系统介绍了上、下消化道内镜及小肠镜诊疗中常见并发症及处理、内镜下黏膜切除术、内镜下逆行胰胆管造影术、超声内镜下介入诊疗、内镜下血管栓塞及硬化剂注射治疗等高阶微创内镜手术相关并发症的诊断及处理，还通过大量典型病例的高清影像资料对相关并发症的诊治进行了图文并茂的阐述。本书对推进内镜诊疗标准化及提升内镜诊疗水平大有裨益，可帮助广大消化内科医师、医学生及相关医务工作者在进行内镜诊疗过程中最大限度地减少并发症的发生，并在并发症发生时实施更有效的补救措施，进而保障内镜操作的有效性和微创性。

序

1806 年，法国医生 Bozzini 发明了内镜。经过 200 余年的发展，内镜技术的应用已拓展到消化系统疾病诊疗等多个领域。随着医疗器械的工业设计和制造能力的飞速发展，内镜逆行胆胰管造影术（ERCP）、超声内镜（EUS）、内镜黏膜下层剥离术（ESD）和内镜下套扎术（EVL）等高级内镜技术相继问世。临床上凭借消化内镜的诊疗手段，实现了多种疾病的微创治疗。

我国内镜技术起步于 20 世纪 50 年代初，经过几代消化内镜人 70 余年的不懈奋斗，目前国际前沿的内镜诊疗技术均已在国内得到广泛普及，不仅如此，我国内镜诊疗水平已处于行业前列。然而，由于我国人口基数大，消化内镜医生数量不足，各级医疗机构内镜诊疗操作缺乏规范标准，因此导致消化内镜医生对于各类内镜诊疗技术相关并发症的理解、观察、预判和处理存在较大差异，所以进行系统性总结梳理并提出规范合理的建议十分必要。

近年来，内镜领域的相关参考书大多侧重内镜诊疗操作技术的适应证、禁忌证、操作步骤和操作技巧等方面，往往对并发症方面涉及较少。低年资医师常处于可独立完成内镜手术但却无法正确应对并发症的尴尬境地。张敏敏教授、邹多武教授主编的《现代消化内镜诊疗并发症：预防、诊断及处理》一书为国内首部系统阐述消化内镜诊疗并发症处置的专业参考书，书中详细介绍了消化内镜各项操作中常见及罕见的不良事件，有助于读者快速熟悉并掌握消化内镜技术相关并发症的处理，避免患者承受不必要的损伤与痛苦，提高内镜诊疗的安全性与有效性。

我国消化内镜事业依然任重道远，亟须培养更多医技精湛的同道。本书可作为内镜医师研修学习的基础教材，希望通过这种"反向学习"的形式，能够帮助我国内镜医师更加有效地提升学习层级，并以此为基础助力新型内镜下融合治疗的开发，从而在未来尽早实现对患者的个性化治疗，为我国消化内镜事业踏上一个更新的维度而努力！

中国工程院院士

前　言

　　现代消化内镜的理念诞生距今已逾50年。核心的四大高级内镜技术（即"4E"技术），包括内镜逆行胆胰管造影术（ERCP）、超声内镜（EUS）、内镜黏膜下层剥离术（ESD）和内镜下套扎术（EVL），这些技术在近50年得以飞速发展和广泛普及，逐渐成为消化内镜的主流支撑技术。内镜诊疗的应用几乎可以涵盖消化道疾病诊疗的各个方面，具有重要的作用和意义。

　　随着高级内镜技术不断进步，一些问题也逐渐暴露出来，包括如何顺利跨越高级内镜技术的学习曲线、如何规避技术盲区，以及如何及早发现并妥善处理相关并发症等。青年医生在学习成长过程中，为快速提高自身内镜操作水平，常常重点着眼于技术的完成度和操作数量的累积，但往往会忽视技术完成过程中的不当操作。换言之，即忽视了非最佳操作习惯造成的影响，以及缺乏对围术期并发症的敏感度、识别度和后继的处理经验。

　　在此背景下，本书应运而生，希望对广大医学同仁有所帮助。本书由上海交通大学医学院附属瑞金医院消化内科牵头，联合海军军医大学第一附属医院（长海医院）消化内科及鼓楼医院、盛京医院、空军特色医学中心等多家知名医疗机构消化内科领域的权威专家、教授和高年资医师共同编写，内容聚焦于现代消化内镜相关并发症，将现代消化内镜范畴内不同诊疗技术分门别类，并详细阐释了各种技术相关的常见及罕见并发症的预防、诊断及处理。书中附有大量典型的临床病例及丰富的影像资料，结合临床实际情况具体分析，提供充分的技术讲解与临床思路拓展。

本书图文并茂、内容深入浅出、紧贴临床实际，涵盖消化内镜领域的新技术、新进展、新概念，相信本书将有助于我国内镜诊疗整体水平的进一步提高。在此，对为本书出版工作付出辛勤劳动的各位作者及出版社编辑表示衷心感谢。由于书中所述均来源于编者经验积累，书中可能存在偏颇之处，恳请广大读者指正。

　　上海交通大学医学院附属瑞金医院

目　录

第1章　绪论···001

一、现代消化内镜诊疗进展···001

二、现代消化内镜诊疗所需常规器械及电发生器设置·············006

三、现代消化内镜无痛诊疗注意事项···016

四、影像学检查在消化内镜并发症诊疗中的应用·····················021

五、护理配合在消化内镜诊疗并发症早诊及预防中的应用·······032

第2章　消化道内镜诊疗并发症及处理···038

一、上消化道内镜检查···038

二、下消化道内镜检查···046

三、胶囊内镜检查··051

四、消化道支架置入术···054

五、典型病例分析··058

第3章　小肠镜诊疗常见并发症及处理···066

一、概述··066

二、小肠息肉切除术··067

三、小肠良性狭窄内镜下治疗···070

第4章　内镜黏膜切除术常见并发症及处理·····································076

一、常用圈套器切除手术···076

二、内镜黏膜切除术··080

三、隧道技术···085

四、典型病例分析··089

第 5 章　内镜逆行胰胆管造影术常见并发症及处理·······················093

　　一、内镜逆行胆道造影术及取石术 ·····························093

　　二、内镜逆行胰管造影术及取石术 ·····························098

　　三、内镜支架置入术 ···102

　　四、胆胰子镜检查 ···110

　　五、其他相关操作常见并发症及处理 ·························114

　　六、典型病例分析 ···117

第 6 章　超声内镜介入诊疗常见并发症及处理·····················129

　　一、超声内镜引导细针穿刺术 ···································129

　　二、内镜超声引导引流术 ···134

　　三、内镜超声引导注射治疗 ···136

　　四、超声内镜引导激光共聚焦显微内镜检查 ········137

　　五、超声内镜引导放射治疗 ···138

　　六、典型病例分析 ···140

第 7 章　内镜血管治疗学常见并发症及处理·························146

　　一、内镜血管套扎术 ···146

　　二、内镜直视下血管栓塞术 ···151

　　三、超声内镜实时引导血管栓塞术 ·····················160

　　四、典型病例分析 ···167

第 8 章　其他常见并发症及处理···181

　　一、胰腺结石体外震波碎石术 ···································181

　　二、经自然腔道内镜手术 ···185

　　三、典型病例分析 ···190

第1章 绪 论

一、现代消化内镜诊疗进展

从最初的起源开始，医学实践的基本原则就是观察。随着科技的进步、观察和检查逐渐被扩展到人体中不易被外界所见的区域，每一个自然孔洞都能被仔细检查和探测。对内部检查的尝试是随着一系列技术革新发展起来的（如照明、镜头制造、机械、光纤，以及图像和视频捕获等多方面）。这些创新为将设备引入自然开口或扩张的管腔、向内部传输足够的光线及向外传输图像方面提供了技术支持。

（一）设备创新

1. 电子纤维内镜

最早的可照明内镜仪器由 Philipp Bozzini 于 1806 年制造。20世纪中叶，光纤技术的发展带动了可弯曲柔性内镜的发展，并逐渐实现外源性冷光的传输。20 世纪 60 年代，带有光纤照明的内镜被发明并应用于临床。1971 年，William Wolff 和 Hiromi Shinya 描述了使用钢丝圈套切除结肠息肉的方法，这距离将第一台柔性结肠镜用于临床检查仅过去短短数年。1984 年，以生产手持式眼科照明镜而闻名的纽约 Welch Allyn 公司首次在可弯曲内镜中使用了电荷耦合器的光敏计算机芯片，人们很快就意识到了这种内镜带来的优势及便利并开始广泛使用。此类内镜极大地改善了人体工程学，仪器与腰部持平时即可进行检查，内镜医师可于站立时进行操作；可用长度得到了增加；得益于电子监视器的引入，检查间里的任何人员都可以实时观察检查过程；可用设备的增加将检查过程进行实时转播；这些发展都极大地促进了内镜教学的开展。报告生成、图像制作、存储和数据管理集中于内镜医师的指尖进行。随后，在内镜逆行胰胆管造影术（ERCP）期间实现了放射图像的同时存储。标准化的操作过程提高了内镜检查的质量和可重复性，实现了最终数据的自动采集、数千或数万次的手术积累，以及可用于后续分析的各种罕见事件（并发症）的数据点研究。至此，在1968—1990年这不寻常的23年中，技术成就呈爆炸性增长，胃肠病学的实践得到彻底改变，这是历史上胃肠内镜的黄金时代（表1-1）。

2. 超声内镜

随着功能齐全的内镜越来越受用户喜爱，内镜下又多了一个工具，即超声波。John Julian Wild和John Reid发明了第一台用于超声心动图的超声设备，1956年他们又制造了一种可旋转的超声探头，用于诊断复发性直肠癌。1976年，两名德国医生经手术内镜的器械通道使用了一种直径为3mm的新型超声探头探查胰腺实质性和囊性病变。来自美国的Philip Green和Eugene DiMagno将线性超声探头贴于侧视内镜上，创造了第一台将超声波与内镜光学引导和先端操作能力相结合的仪器。1982年，第一份相关人体研究报告被发表。早期的开发者很快便意识到腔内超声的效用，并于报道中指

表1-1　胃肠道内镜检查的"黄金时代"（1968—1990年）的亮点

年　份	出现的技术
1968 年	内镜逆行胰腺造影术
1969 年	结肠镜下的息肉切除术
1970 年	内镜逆行性胆道造影术
1974 年	内镜下括约肌切开术（含胆管取石）
1979 年	经皮内镜胃造口术
1980 年	内镜注射硬化剂治疗（重新发明）
1980 年	内镜超声造影术
1983 年	电子（电荷耦合装置）内镜
1985 年	上消化道出血的内镜治疗
1990 年	内镜下曲张静脉套扎术

出用这种诊断技术应该可以快速区分空心的肠道和肠壁，以及腔外器官。现在内镜超声不仅可对胃肠道肿瘤性疾病进行分期，还可为无数诊断和治疗技术提供可视化引导。

3. 小肠镜

从某种程度而言，屈氏韧带以外的内镜检查和治疗是内镜检查的最后部分。1977 年 Tada 等首次报道使用探条式小肠镜开始对小肠进行检查，并不断对小肠内镜检查方法进行改进和完善。2001 年，Yamamato 通过双气囊小肠镜彻底改变了小肠的内镜检查方式。很快单气囊版本被开发，虽然进入小肠的深度受限，但操作更简单。

（二）技术进展

最初内镜的发展完全集中在对黏膜表面的发现进行观察和诊断上。随着医生对所使用的内镜平台越来越熟悉，他们开始开发出一些额外的辅助工具，以促进手术的完成。

1. 活检与止血

食管镜和胃镜检查的发展与 X 线技术的发展同步进行。1948 年 Edward Benedict 在胃镜的轴上安装了一种通道，从而开发出了可进行组织获取手术的胃镜。纤维镜的出现使活检器械更易于使用，特别是随着 1971 年后结肠镜下息肉切除术

的发明，活检才变得更加常规化。目前，评估和控制胃肠道出血是紧急内镜检查的最常见适应证之一。减少静脉曲张出血的标准疗法是通过手术建立门静脉分流，而新的内镜方法迅速减少了对这类手术的需求。许多可提供热凝固的技术也随之出现。

2. 内镜黏膜切除术和内镜黏膜下剥离术

最初使用的套扎式息肉切除术很好地适用于整个胃肠道的有蒂息肉，却难以用于侧向进展和无蒂息肉的切除。黏膜下层注射液体作为制造"新息肉"或"假息肉"的一种方式被引入，黏膜可以用套扎器切除；抽吸和橡皮筋的应用也被用于协助注射生理盐水后被提高的黏膜的切除，这些方法统称为内镜黏膜切除术（EMR）。EMR 的挑战之一是其不精确性（包括切除的侧缘和深度）。内镜黏膜下剥离术（ESD）是作为 EMR 的延伸而发展起来的。由于可以确定边缘状态，特别是深部边缘，ESD 可用于早期胃肠道癌症的治疗，目前已经逐渐取代传统的手术切除，成为早期胃肠道肿瘤的标准治疗方法。

3. 内镜逆行胰胆管造影术

1968 年，William McCune 和 Paul Schorb 在乔治华盛顿医院首次

使用改良的十二指肠镜对壶腹部进行了内镜插管。此后不久，日本的一组外科医生开始与奥林巴斯密切合作，专门为此目的开发内镜和仪器，该手术被称为内镜逆行胰胆管造影术（ERCP）。ERCP 在诊断胆道和胰腺恶性肿瘤方面的效用使得人们更迅速地接受了这项手术。随着德国汉堡的 Nib Soehendra 开创的内镜支架被用于治疗胆胰的狭窄和恶性肿瘤，从那时起，ERCP 的治疗价值就远超过其诊断能力。与这些技术共同发展的是致力于提高手术的安全性和减少潜在并发症的大规模临床研究，其中包括围术期抗生素的使用、非甾体抗炎药的管理及临时的支架放置等。

4. 内镜手术

内镜的发展深受外科医师的影响，这也说明了为什么大多数内镜在可视化和诊断方面的新发展很快就被治疗性应用所取代。然而，内镜作为一种实现手术的工具，在过去的 20 年才开始有了自己的发展。1997 年，一群外科医师和肠胃科医师获得了行业资金和基础设施，成立了阿波罗集团，目标是在治疗性内镜方面进行创新，并在一份白皮书中首次运用了自然腔道手术（NOTES）这一术语。这种方法在进入管腔通道后，用内镜穿过胃、结肠、阴道或膀胱壁进行腹腔内手术。尽管该小组的宏伟愿景最终未能完全实现，但对新仪器的集中开发给内镜医师带来了一套全新的工具，并有力地推动了发明创造，最终开发出了更高级的内镜和壁内手术方法。经口内镜食管下括约肌切开术（POEM）是 NOTES 的产物。Christopher Gostout 及其同事是第一位提出将黏膜下隧道作为自然经口手术组成部分的医生。随后，类似方法作为隧道技术被提出，用于治疗失弛缓症。2008 年，Haruhiro Inoue 成为第一名在人体实施该手术的医生。POEM 现在已广为人知，并已成为一种公认的治疗失弛缓症的方法（图 1-1）。安装在内镜顶端的塑料帽提供一定的组织牵引力，并可将组织固定在距离内镜镜头几毫米的地方。POEM 的第一个自然分支称为黏膜下隧道式内镜切除术，用于治疗食管平滑肌瘤；另一个分支则改变了胃痉挛的治疗模式，称为经口周幽门肌肉切开术（POP）。

5. 腔内治疗和经内镜的腔内治疗

内镜技术的创新推动了治疗性内镜成为一种可穿透胃肠壁进行手术的工具。新的手术方式，尤其是与内镜超声引导相配合的方式，已被引入。首项手术为胰腺周围积液

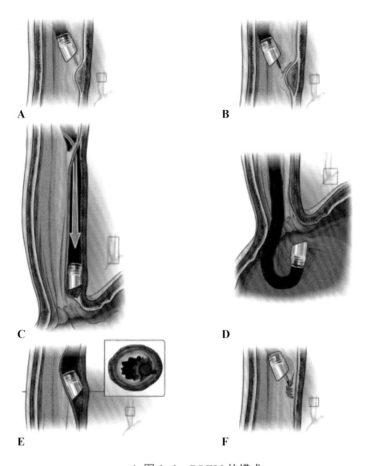

▲ 图 1-1　POEM 的模式

A. 注射生理盐水以形成黏膜下液垫；B. 黏膜下液垫上纵向切开；C. 箭头所描述的黏膜下建立隧道；D. 从黏膜内逆向观察黏膜下空间中染料的远端范围；E. 从黏膜下隧道内分割环形肌肌纤维；F. 用内镜止血夹关闭黏膜切口 [Ponsky JL, Marks JM, Pauli EM. How I do it: peroral endoscopic myotomy (POEM). J Gastrointest Surg, 2012, 16(6):1251-1255.]

的经壁引流术。第一项研究在 19 例胰腺假性囊肿患者中进行。该技术使用电热针穿透胃或十二指肠壁，在囊肿隆起的地方切开 10～15mm，经内镜将鼻肠导管放入囊肿内，以便后续进行灌注。很快，自膨式金属支架及双蘑菇头金属支架被逐渐引入，保持囊肿和胃肠道之间的通畅性，以便更好地进行内引流。同时，通过这些金属支架进行的内镜下坏死切除术正日益成为坏死性胰腺炎管理的常规组成部分。胆囊减压术也可在内镜引导下完成。并于2007年被首次报道。这是1例晚期胆管癌患者因置入的金属胆道支架覆盖胆囊管而引发急性胆囊炎，医生使用内镜超声引导，从十二指肠内膨胀的胆囊放置了2根双猪尾支架进行引流。其他利用类似的技术放置自膨式金属支架和腔内贴壁金属支架的系列报道被随后陆续发表。这两种技术都可为不适合手术的急性胆囊炎患者提供完全内部的胆道减压方案。

（三）未来发展

内镜的未来发展会产生各种令人兴奋的创新。内镜及用其进行的手术可能会与目前用腹腔镜和开放式手术器械进行的手术更为相似。机器人技术的应用将为内镜带来新的能力，特别是在处理组织回缩方面，这一直是内镜手术操作长期面临的挑战。越来越多的数字视频显示器可嵌入增强显示，并增加工具来帮助诊断和术中决策。可能会有新的方法将治疗药物直接输送到目标组织，并有新的进展来开发以前的开腹或腹腔镜手术的类似内镜。需要注意的是，不断增加的设备和程序需要新的机制来确定其安全性、有效性、质量保证和培训。

内镜是每位消化病学家"武器库"中的基本工具。现代内镜经过多年的发展，不仅被用于诊断，也被用于治疗。需要注意的是，随着内镜技术在消化道疾病管理中承担了更多的治疗作用，发生不良事件的可能性将增加。从事内镜检查及治疗的医生需要了解潜在的内镜不良事件发生概率，以及它们发生的风险因素和处理手段有哪些。内镜医师需要选择患者进行适当的干预，并准备好处理任何可能出现的不良事件。一旦发生不良事件，早期识别和及时干预可将与该不良事件有关的发病率和死亡率降至最低。

（张敏敏　邹多武）

二、现代消化内镜诊疗所需常规器械及电发生器设置

（一）概述

消化内镜发明之初是被用来"窥探"消化道空腔脏器内部结构和病灶的。因此，最初被称为"内窥镜"，使医生对疾病"眼见为实"地诊断。经过近1个世纪的发展，1955年，Rosenberg报道利用硬式乙状结肠镜进行息肉切除术。1968年内镜逆行胰胆管造影术（endoscopic retrograde choloangio pancreatography，ERCP）

诞生，历经50年逐渐成为胆管及胰腺疾病临床影像诊断的"金标准"，许多胆胰疾病如胆总管结石、胆管良恶性狭窄、慢性胰腺炎等都可以通过 ERCP 来进行微创治疗。1973年 Dehyle 第一次报道使用高频电刀对早期病变进行微创切除。由此，电外科的发展为内镜下微创治疗奠定了基础。1984年，日本医生首先报道的在利用圈套器进行"剥离活检术"（strip biopsy）的基础上，发展出内镜黏膜切除术（endoscopic mucosal resection, EMR）。1988年，一种称为"局部注射高渗盐水肾上腺素混合液的内镜下切除术"（endoscopic resection with local injection of hypertonic saline epinephrine solution, ERHSE）的技术由 Hirao 团队提出，这种技术需要用针刀环周切开病变黏膜及周围正常黏膜，从而保证达成 R_0 切除；但它需要高超的技术以保证术中不穿孔。该技术即是内镜黏膜下剥离术（endoscopic submucosal dissection, ESD）的雏形。随着20世纪90年代 IT 刀的发明，ESD 标准化术式的推广及 ESD 适应证的探索，巩固了 ESD 对早期胃癌治疗的地位，内镜微创治疗真正进入蓬勃发展的时期——由表及里，由内而外，由器质性走向功能性。从20世纪80年代初开始，超声内镜（endoscopic ultrasonography, EUS）问世，90年代开始 EUS 引导下的介入诊断和治疗技术逐步应用于临床，并取得了蓬勃发展，成为消化道、胆胰疾病诊疗不可或缺的技术手段。1990年，日本原田等报道了超声内镜穿刺法的基础研究，经内镜食管静脉穿刺成功地对犬的食管旁淋巴结进行针吸活检，将诊断领域的超声内镜成功引入了介入治疗领域。这一章节我们讨论开展这些诊疗技术需要准备的常规器械和内镜电外科所用的电发生器的设置。

（二）用于 EMR 的器械

内镜黏膜切除术（EMR）始于1968年，随着20世纪80年代初期该技术的开发，针对早期胃癌的内镜治疗也开始普及。内镜下息肉切除术起初是用电线机械地切除息肉，由于出血量多，当时没有普及。后来丹羽将高频电流应用于内镜下息肉切除术，解决了控制出血的问题，使得该技术开始广泛普及。最初内镜下息肉切除术针对的病变只限于有蒂到亚蒂性的息肉，随着局部注射技术的发展，EMR 也逐渐被运用到早期胃癌的治疗中，逐渐发展到内镜黏膜下剥离术（ESD）。

1. 注射针

用于黏膜下层局部注射抬举病变，帮助完成 EMR（图1-2）。常

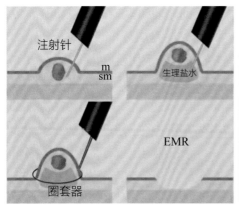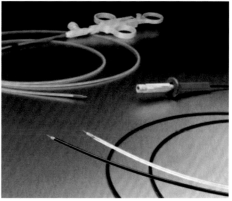

▲ 图 1-2 注射针

Boston Scientific，一次性使用体内注射针

m. 黏膜层；sm. 黏膜下层；EMR. 内镜黏膜切除术

用的局部注射液有生理盐水（0.9% 氯化钠溶液）、甘油果糖、透明质酸等。

2. 圈套器

用于息肉 / 局部黏膜的套扎切除（图 1-3）。不同款式的圈套器适用于不同形态的病灶的捕获操作。

3. 尼龙绳

用于带蒂息肉或长蒂息肉的蒂部结扎固定，起到降低息肉切除过程中术中出血和术后迟发性出血的风险（图 1-4）。

4. 金属夹

用于应对 EMR 术中出血，术后

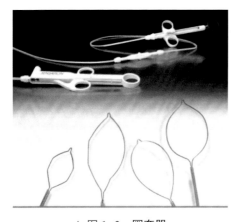

▲ 图 1-3 圈套器

Boston Scientific，一次性使用息肉勒除器

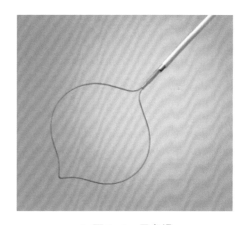

▲ 图 1-4 尼龙绳

Olympus，一次性使用结扎装置

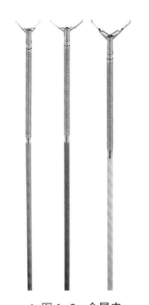

▲ 图 1–5 金属夹
南京微创，可旋转重复开闭软组织夹，和谐夹

创面关闭（图 1–5）。可以重复关闭预夹闭的金属夹，在临床使用中非常便利。

（三）用于 ESD 的器械

ESD 的原型即前述 ERHSE。20 世纪 90 年代后半期，数家机构几乎同时报道了在周围切开的基础上增加了黏膜下层剥离的 ESD 技术。ESD 与 EMR 相比，在技术上更有难度。主要表现：①需要时间长；②并发症多；③费用高。但是，最近出现了许多新设备，如新型高频电流发生装置和处置用内镜，ESD 的应用环境正在被不断改善。常用的 ESD 手术刀如下所述。

1. Dual 刀

Dual 刀（图 1–6）的特点是 0.3mm 的刀头，可以达成很细微部位的手术精度。其先端收回绝缘的陶瓷鞘管时便于标记和止血。适用于上消化道及下消化道多数病变的切开和剥离。新一代的 Dual Knife J 新增了注水功能，可以实现术中流畅注水，避免了附件交换，有效地提高手术效率。

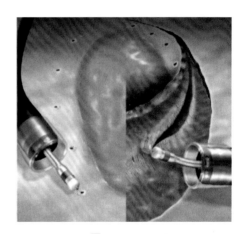

▲ 图 1–6 Dual 刀
Olympus，一次性使用黏膜切开刀，Dual Knife J KD655L/Q

2. Flush 刀

Flush 刀（图 1–7）最大的特点和实用性在于手术刀本身可以冲水。可以在手术剥离过程中清洗手术视野，也能进行黏膜下的追加局部注射，避免了附件交换，有效地提高手术效率，缩短了手术时间。

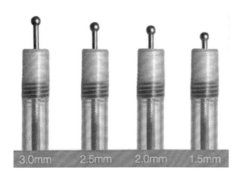

▲ 图 1-7　Flush 刀
FujiFilm，一次性使用黏膜切开刀，Flush Knife

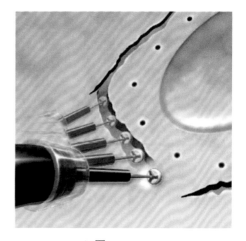

▲ 图 1-8　IT 刀
Olympus，一次性使用黏膜切开刀，IT Knife KD611

3. IT 刀

IT 刀（图 1-8）的特点是在针状刀的末端装上具有绝缘作用的陶瓷小球，因此在手术过程中具有防止穿孔的作用。手术过程中将鞘和末端陶瓷小球相接的刀体部分适当地放在待切开的目标剥离面上，然后通电以进行安全地切开和剥离。

4. Hybrid 刀

Hybrid 刀（图 1-9）根据电极头端形状分为 L、T、O 三种型号。标记、隆起、切割 / 剥离、止血等内镜切除步骤均可由 Hybrid 刀独立完成，无须更换附件，显著缩短手术时间。其配备独有的压力水泵，通过可控精细水束选择性穿透黏膜层，在黏膜下层积聚饱满"水垫"，使黏膜层及黏膜下层充分隆起，并且精细水束不会对黏膜下血管和固有肌层产生损伤。较之传统注射针穿刺方式，精细水束压力注射技术形成的水垫

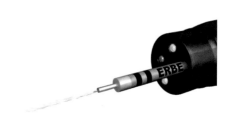

▲ 图 1-9　Hybrid 刀
ERBE，Hybrid Knife Ⅰ型

更饱满，手术操作安全便捷。

5. Hook 刀

Hook 刀（图 1-10）的特点是刀末端有 1.3mm 成直角弯曲，转动手柄可以将 Hook 刀调整至任意方位。手术中可以使用钩切和臂切。

（四）用于 ERCP 的器械

内镜逆行胰胆管造影术（ERCP）

已经成为治疗多种胆胰疾病的首选技术。操作的成功及安全性很大程度上取决于对适应证的把握、术者技术，以及组织有序、运行良好的ERCP单元。除了专用的ERCP操作间和放射检查室外，ERCP还需要十二指肠镜和各种辅助设备或附件。为满足日益增长的需求及应对治疗性ERCP中出现的各种复杂问题，ERCP的附件的研发越来越多。常用的内镜及附件如下所述。

1. 侧视内镜

十二指肠镜是侧视镜，配有常规用于诊断和治疗性ERCP的抬钳器，目的是便于插管及其他附件的置入。

2. 标准造影管

标准的造影管（图1-11）是5～7Fr的箭头或圆头直导管，能通过0.89mm的导丝。使用双腔或三腔导管加上适配器后，导管可以在不抽出导丝时进行对比剂注射。

3. 括约肌切开刀

目前括约肌切开刀（图1-12）有单腔、双腔和三腔。双腔括约肌切开刀能插入导丝或注入对比剂以利于插管或完成治疗操作。当进行括约肌切开时，可选用多种电流，如切割、自动切割、电凝或混合电流。导丝与造影管或括约肌切开刀合用以达到深插管的目的。

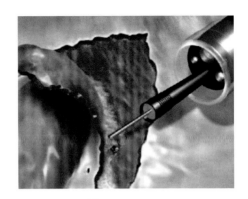

▲ 图 1-10　Hook 刀

Olympus，一次性使用黏膜切开刀，Hook Knife KD620QR

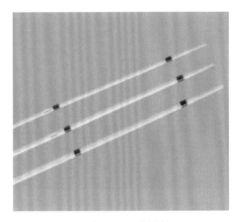

▲ 图 1-11　造影管

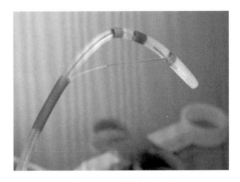

▲ 图 1-12　括约肌切开刀

Boston Scientific，括约肌切开刀

4. 导丝

导丝（图1-13）是诊断和治疗性ERCP的基础。ERCP时导丝有诸如进入胆胰管并保持留置状态、置入或更换其他附件的情形。导丝可以用于插管、子镜置入、测压，在括约肌切开时也有辅助作用，另外在通过狭窄、狭窄扩张、组织取样、支架置入时也是必需的。

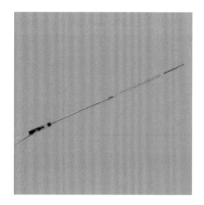

▲ 图1-13　导丝

5. 支架

可分为塑料支架和自膨式金属支架。针对各种胆胰疾病，沿导丝用推送导管将支架置入。自膨式金属支架（图1-14）比塑料支架的通畅时间长。

6. 鼻胆和鼻胰引流管

鼻胆胰引流管用于胆道、胰管的临时引流，其头端有多种不同形状可供选择。

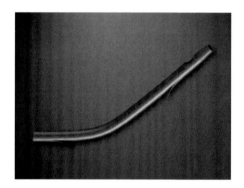

▲ 图1-14　塑料支架
Boston Scientific，胆管支架

7. 组织取样装置

细胞学刷检装置用来获取胆胰管道系统内的活体组织学标本。

8. 狭窄扩张装置

一般来说可以选择气囊扩张（图1-15）或探条扩张。气囊沿导丝通过内镜钳道进入，邻近头端的不透X线的标识可以指示扩张最大处。使用大直径（12~20mm）的气囊扩张乳头是安全的，且对治疗胆总管结石很有效。

9. 取石附件

用于取石的附件包括双腔球囊

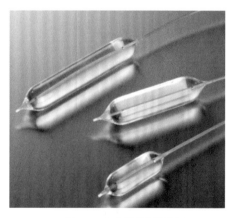

▲ 图1-15　气囊扩张装置
Boston Scientific，快速交换胆道球囊扩张管

导管、金属网篮和机械碎石器（图1-16）。

（五）用于 EUS 的器械

完整的超声内镜（EUS）设备需要全面配置超声内镜（环扫和线阵）和探头（微型探头和直肠探头）。随着介入超声的迅速发展，EUS 介导下的穿刺活检术、囊肿引流术、显微活检及射频消融术百花齐放。下面将介绍相关设备。

1. 环扫 EUS

主要的三大生产厂家（奥林巴斯、宾得和富士）均生产带有 360° 电子环扫阵列超声传感器的前视胃镜，频率为 5~12Hz，这种超声传感器可生成高分辨率超声图像。前一代的超声环扫内镜采用高分辨率视频芯片技术进行高分辨率成像。几乎所有当前一代的环扫内镜都是电子的，其中压电式晶体沿垂直于仪器长轴的内镜轴呈带状排列，产生 360° 横断面图像（图 1-17）。

2. 线阵 EUS

对于大多数 EUS 医生来说，因为线阵型 EUS 兼具诊断和治疗能力，因此成为内镜设备的主力。治疗性线阵内镜（通常有一个 T 标记）有更大的工作钳道，可进行一系列操作，如假性囊肿引流和胆道减压的支架置入等（图 1-18）。

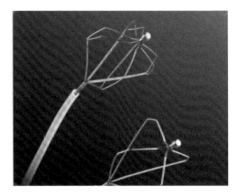

▲ 图 1-16 取石附件

Boston Scientific，一体式取石 / 碎石网篮

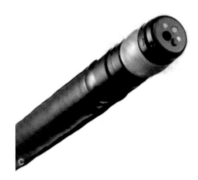

▲ 图 1-17 环扫 EUS

FujiFilm，环扫型超声内镜

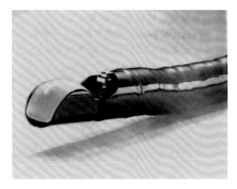

▲ 图 1-18 线阵 EUS

FujiFilm，扇扫型超声内镜，EG-580UT

目前，只有奥林巴斯生产的导管探头是国际认可的，并经 FDA 批准可以在美国使用。富士也生产了在国际上可用的探头设备［如不同频率（12～30MHz）的超声探头系列］。我们在临床上主要使用 12MHz 和 20MHz（UM-2R 和 UM-3R）的超声探头，这些是小口径微型探头的尺寸。超声图像是机械的、环扫式的，并可提供 360° 视野。临床应用高频探头通常是为了更好地显示食管、胃或胃肠道其他部位的浅表病变（直径＜1.0cm）。对于可能"被压"而很难用标准的 EUS 进行探查的壁内或上皮下的小病变，上述探头较为理想。

3. 穿刺活检针

超声内镜引导细针穿刺抽吸术（endoscopic ultrasonography guied fine-needle-aspiration，EUS-FNA）属于超声内镜介入技术的一种，通过对病变穿刺取得细胞和组织进行细胞学/病理学的研究，帮助确定病变的性质、组织学来源和病理学特征，广泛应用于消化道肿瘤的诊断。FNA 中使用的穿刺活检针（图 1-19）可通过内镜活检钳道。

（六）电发生器的设置

近几年内镜下治疗技术迅速发展，消化道肿瘤的内镜治疗也从息

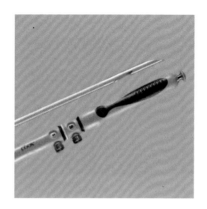

▲ 图 1-19　穿刺活检针

Cook EchoTip Procore，超声活检针

肉切除术及黏膜切除术（EMR）时代迈入了内镜黏膜下剥离术（ESD）时代。在做这些内镜下治疗的时候，为了避免发生穿孔和出血等并发症，就要充分理解高频电设备（electro surgical unit，ESU）的工作原理和特征，在不同情况下选择不同的设定。本文将就 ERBE 公司出品的 VIO300D 的设定和特征进行详细阐述（图 1-20）。

1. 关于 ESU

ESU 是指利用通过组织的高频电流（频率较高的交流电：0.3～5MHz）所产生的焦耳热行切开及凝固操作的设备。电流密度（单位面积通过的电流量）越高则产生的焦耳热越多，火花的产生（电弧）是组织切开所必需的条件。切开过程中组织的电阻常因工具的形状、接触面积、移动速度，以及切

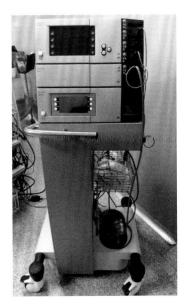

▲ 图 1-20 高频电设备
ERBE VIO 300D

开组织的导电性的不同而变化。常规的输出控制（自动输出控制）型ESU，其电压会随着阻力的变化而变化，具有切开及凝固深度不固定的缺点。为了解决这一问题，人们研发了电压控制（自动电压控制）型ESU，通过控制电压而不是输出来保证固定的切开及凝固深度，特别是对于ESD这种操作技术要求高的手术而言，这种电压控制型ESU是必不可少的。

2. VIO300D 的特征

VIO300D 是 ICC 系列的升级产品，其主要特征如下所述。

(1) 在 Endo Cut 的基础上向Endo Cut IQ 进行了改良优化。

(2) 针对 ESD，添加了干切（dry cut）及快速（swift）凝固两项新的功能。

(3) 切开输出基本上以 PPS 方式启动。

(4) 其电流量是 ICC 的 2 倍，产生的热量是 ICC 的 4 倍。

(5) 切开 / 凝固输出均为自动电压控制型或自动电弧控制型。

(6) 在原有 APC（forced）的基础上添加了新的功能，即脉冲（pulsed）/精确（precise）输出。

(7) APC 的 3 种输出均具备辅助点火功能（ignition assist），所以初期点火较容易。

VIO300D 的基本输出理念是无论切开还是凝固均采用频率为350kHz的频率不变的正弦波（连续波）或呈脉冲式变频的正弦波（Burst波）。换而言之，用每秒钟振幅变化 350 000 次的波（连续波）或振幅的百分数变化 350 000 次的间断性波（Burst波）进行切开或凝固。

3. VIO300D 的新功能

作为 ESD 的得力工具，VIO300D具有多种功能。

(1) 干切 / 快速凝固：虽然干切和快速凝固的输出波形均是脉冲式变频的正弦波，但因额定周期的不同而具有多重切开及凝固功能。即强力凝固（凝固波的基本形式）时，额定周期＜10％，而干切时则为30％，快速凝固时为20％，干切比快速凝固整整多了1个周期的电流量，因此切开能力更强。而快速凝固比干切的电压高，所以止血能力更强。此外，干切基本上以PPS(切开瞬间，当要求高输出时，能解除输出限制，在功率＜200W的条件下，使电流在瞬间达到最大值4A，行切开操作的能力)方式启动，所以切开时不会产生阻滞及延迟感，切开较顺畅，而且出血少。

(2) Endo cut IQ：ICC200的内镜切割是指软凝固（750ms）和强力切开（50ms）可自动转换的模式。因为切开操作是在用软凝固使血管凝固变性后进行，所以是一种理论上不会引起出血的切开模式。ICC200内镜切割时，Vp会随着功率的变化而变化，所以为了控制切开深度，须将输出设定为瞬间功率。即随着效率的上升，"切开能"及"凝固能"会按照固定比例同时升高，因此不适用于只需保证"切开能"而"凝固能"几乎为零的场合。但是，VIO300D的内镜切割，因其Vp是固定的（I为550V，Q为770V），所以不需依据输出的变化进行微调。因为可任意选择功率（effect，E）、切开时长（cut duration，D）和切开速度（cut interval，I）这三项参数，所以可以设定符合各种要求的输出。

(3) 常用的一些设置如下。

① 标记（食管，胃）。使用模式：APC（argon plasma coagulation）；输出模式：强力APC，E1，30W，1.0L/min。

② 黏膜切开（胃）。使用装置：IT刀；输出模式：Endo Cut I，E3，D4，I2。

③ 黏膜切开（食管）。使用装置：IT刀，FLush刀；输出模式：Endo Cut I，E3，D2，I3。

④ 黏膜下层剥离（胃）。使用装置：IT刀；输出模式：Swift凝固，E4～6，100W 或 Endo Cut Q，E2，D4，I2。

⑤ 黏膜下层剥离（食管）。使用装置：Hook刀；输出模式：Swift凝固，E3～4，100W。

⑥ 止血。使用装置：IT刀；输出模式：强力电凝（forced coagulation），E3～4，100W。

（陈　希）

三、现代消化内镜无痛诊疗注意事项

（一）概述

现代消化内镜检查已经成为消

化道疾病的主要诊断方法之一，而近年来开展的一系列消化内镜治疗，如内镜黏膜下剥离术、超声内镜、内镜食管曲张静脉套扎、内镜逆行胰胆管造影术等，更是拓展了消化内镜的临床应用范围。随着生活质量的提高，人们对舒适化医疗的要求也随之增加，现代消化内镜无痛诊疗正蓬勃发展。

在消化内镜检查和治疗中，患者常因紧张、焦虑和恐惧而无法配合。而胃肠镜检查中的恶心、屏气和内脏牵扯等不适还会导致患者躁动、心率和血压升高，甚至脑血管意外等严重并发症。此外，如何保障患者安全、防治相关并发症，为消化内镜医师提供良好的操作环境对于患者术后早期康复就显得尤为重要。

（二）实施条件

1. 单元面积

建议每个诊疗室面积 ≥ 30m^2。

2. 仪器设备

常规配置麻醉监护仪（具监测心电图、脉搏氧饱和度、无创血压、呼气末二氧化碳及体温等常规功能）、功能完善的麻醉机（含呼气末二氧化碳分压和有创动脉血压监测模块），并有相应的供气系统、单独负压吸引装置、静脉输液装置和常规气道管理设备［专用面罩、鼻罩、鼻咽通气道、喉罩等专项气道工具，以及气管插管用具（如可视喉镜、各型号气管导管、简易呼吸器等）］、抢救设备（如定期检查维护的除颤仪，并时刻处于备用状态）。

3. 药品配置

常用麻醉药如丙泊酚、阿片类药等。急救药如各类血管活性药和麻醉药拮抗药等。麻醉药管理应严格执行毒麻药品管理规定。

4. 恢复区域

应设置独立的麻醉恢复室，在恢复室摆放一定数量的床位，且恢复室与内镜诊疗室床位比例 ≥ 1 : 1。单元床位面积 ≥ 5m^2，并配备相应急救设备和药物等。

5. 人员配备

消化内镜术的麻醉应由具有主治医师（含）以上资质的麻醉科医师负责实施。建议每个诊疗单元配备 1 名麻醉科住院医师，每 2～3 个诊疗单元配备 1 名麻醉科护士，协助术前准备和术中管理。建议麻醉恢复室的麻醉科护士数量与床位比 ≥ 1 : 2，协助完成术后恢复和随访等。建议从事消化内镜手术的麻醉科医师与麻醉科护士相对固定，以保证流程的稳定性和麻醉安全性。

（三）术前注意事项

1. 患者评估

(1) 相对禁忌证：ASA Ⅲ级及以上、重要器官功能障碍（如近期心肌梗死、脑梗死）、重要器官功能失代偿、严重传导阻滞、恶性心律失常、哮喘持续状态、严重肺部感染或上呼吸道感染等。

(2) 特殊人群：对于老年人、婴幼儿、儿童、妊娠及哺乳期女性、肝功能异常者及肥胖患者等，应着重评估。

2. 麻醉准备

术前同所有手术患者一样，需接受麻醉医师的术前评估。消化内镜术前禁食至少 8h，禁水至少 2h。对于特殊疾病史患者（如术前服用抗凝血药、阿片类药、精神类药等，原有心肺疾病等），推荐制订个体化麻醉方案。

（四）术中注意事项

1. 麻醉监护

常规行血压、心电图和血氧饱和度监测。有条件者或全麻气管插管者可行呼吸末二氧化碳分压监测。对于血流动力学不稳定者，还需有创动脉血压实时监测。建议长时间麻醉监测体温，尤其对于小儿及危重患者。

2. 麻醉药

药物选择以起效快、消除快、镇痛镇静效果好、对心肺功能影响小的药物为宜。常用静脉麻醉药有丙泊酚、芬太尼、氯胺酮、咪达唑仑、右旋美托咪啶、罗库溴铵等。

3. 液体管理

诱导前建议适当补液。对操作时间较长（＞2h）的手术，建议留置导尿管。

4. 麻醉实施

麻醉方案取决于患者一般情况和术式难易程度。中度镇静主要适用于一般情况好、能够合作且接受简单操作的患者。深度镇静使患者嗜睡或意识消失但保留自主呼吸，主要适用于呼吸功能储备良好的患者和气道可控性强的手术。但有呼吸抑制发生的可能，需要严密监测生命体征，管理气道，做好气管插管准备。而对于体位特殊、操作困难、并发症较多的患者，全麻下气管插管为首选麻醉方案。

5. 并发症

(1) 反流误吸：反流误吸是未行气管插管麻醉时的常见并发症。尤其发生于上消化道疾病、消化道延迟排空和贲门失弛症等患者。术前应仔细评估，如为高危患者建议按饱胃处理，行快速序贯诱导（诱导前可胃镜先吸引）后行气管插管麻醉。一旦发生反流，立即吸引口咽部反流物、头低足高位、必要时行气管内插管，行机械通气以纠正低氧血症。还可在纤维支气管镜明视下吸尽气管内误吸液体及异物。

(2) 呼吸抑制：因舌后坠常引起气道梗阻（特别关注有肥胖、睡眠呼吸暂停综合征患者），立即托下颌，放置口咽或鼻咽通气管来缓解。喉痉挛由麻醉较浅加胃镜或分泌物刺激所致，应注意预防和及时处理。必要时行气管插管或者喉罩通气，还可用氟马西尼拮抗苯二氮䓬类药的镇静作用。

(3) 循环抑制：麻醉药的抑制作用和内镜操作对相关神经产生刺激可能引起心律失常和循环波动。操作中需密切监测，及时给予阿托品、麻黄碱等药物处理。

(4) 出血、穿孔：消化道穿孔和出血是内镜操作中出现的严重并发症。此时需及时与内镜医师沟通，保护气道，维持循环和呼吸功能的稳定。

（五）常见特殊内镜术

1. 内镜黏膜下剥离术

内镜黏膜下剥离术（ESD）是用电刀在病变位置进行黏膜下剥离，并将病变黏膜与黏膜下层完整剥离切除的内镜微创技术，具有侵袭性小、一次性完整切除较大黏膜病变、病理诊断准确，术后复发率低及康复快等特点。主要应用于治疗癌前病变和早癌患者。麻醉注意事项：①病灶的部位、大小、浸润程度和操作者熟练程度，影响穿孔和出血等并发症的发生率；②当术中气道压突然升高，呼气末二氧化碳分压显著变化时，应提醒消化内镜医师，警惕穿孔可能；③术中出血量较多，一时难以止血，应及时进行气管插管控制气道，避免误吸；④关注手术进程，及时与操作者沟通，调整用药，加快周转。

2. 超声内镜

不同于普通胃镜，超声内镜（EUS）的前端多了个超声探头，这种小的探头随着胃镜送入胃腔内进行超声检测，可以看到食管和胃深层的病变，判断消化道恶性肿瘤的侵袭深度和范围，诊断胰腺系统疾病等。气管插管全身麻醉适用于预计操作时间较长、存在困难气道、通气/供氧有问题及有反流现象的患者。麻醉注意事项：①要求胃肠道蠕动减弱或消失，以便穿刺定位，穿刺时麻醉深度不可太浅，不能发生呛咳，故建议在穿刺前可适当加深麻醉；②检查者操作粗暴或麻醉效果不完全时患者可能出现躁动挣扎，引起消化道黏膜擦伤或撕裂，严重者导致穿孔；③在注水之前，可将患者上身抬高 15°～30°，有利于引流，尽量使患者处于较深的镇静或麻醉状态，避免在注水后患者出现躁动或呃逆，引起液体反流至食管，增加误吸风险；④术中操作者应控制单次注水量及注水速度，以水面淹没病变为宜，且需反复多次吸引。

3. 内镜逆行胰胆管造影术

内镜逆行胰胆管造影术（ERCP）是将内镜插入十二指肠降部，寻找胰胆管开口的乳头，再经活检孔插入造影导管，注入对比剂进行 X 线检查的一种方法。它可直接观察乳头形态及胰胆影像。麻醉注意事项：①低氧血症，高龄、肥胖、睡眠呼吸暂停综合征及 ASA 大于等于Ⅲ级是危险因素；②心律失常与心肌缺血；③脑出血与脑梗死：对有严重心肺疾病、循环不稳定的特殊患者需行有创动脉监测；④术后并发症：急性胰腺炎、穿孔、出血及感染等，关注"黄金 24h"，术后第 1 个 24h 是并发症最易发生的时段。

4. 食管静脉曲张内镜套扎术

内镜套扎术（endoscopic variceal ligation，EVL）是指在内镜引导下，用弹性橡胶圈结扎曲张的静脉根部，使其缺血、坏死，以达到止血和预防再次出血的手术方法。该手术对急症或择期治疗食管静脉曲张出血和胃底静脉曲张出血有效。麻醉注意事项：①术前访视需重点关注患者的血红蛋白、白蛋白、腹水和肝性脑病等情况；②气管插管全身麻醉适用于小儿、有严重腹水、活动性出血、困难气道及操作不耐受患者；③术后 72h 内，密切关注消化道出血的情况，以防术后呼吸循环抑制。

5. 经口内镜食管下括约肌切开术

经口内镜食管下括约肌切开术（peroral endoscopic myotomy，POEM）是指经口消化内镜在食管黏膜层与固有肌层之间建立隧道后，切开食管下括约肌，以治疗食管及胃动力障碍相关疾病的手术，现已成为治疗贲门失弛症的首选方法。麻醉注意事项：①术前 2 天予以流食，术前严格禁食禁水至少 8h；②术前 1 天开始静脉注射质子泵抑制药，术前 30min 静脉使用抗生素，术前不常规使用镇静药；③通常采用气管插管全身麻醉，术中仔细监测气道压力和呼气末二氧化碳分压；④诱导时有反流误吸风险，应采用快速序贯诱导（诱导前可胃镜先吸引）；⑤ POEM 手术疼痛刺激不大，建议选用速效、短效的麻醉药，减少阿片类镇痛药用量；⑥术中可能需要抗胆碱能药来解除胃肠道痉挛，但注意这些药物可能引起心动过速。

（六）术后注意事项

消化内镜麻醉复苏原则上等同于大手术室的麻醉苏醒室。在意识恢复前，由专业培训的医护人员监测患者的血压、脉搏、呼吸频率、血氧饱和度直至各指征平稳。配备有必要的抢救设备和抢救药品。对于操作常见并发症，如出血、穿孔等，应立即通知内镜操作医师，对于麻醉常见并发症如呼吸暂停、恶心、呕吐、谵妄等应及时发现，并进行相应处理。

其他注意事项：①待患者完全清醒后，医护人员方可将其交予家属，嘱其陪伴回家并注意安全；②禁食禁水具体时间参照相关内镜诊疗内容而定；③建议当天不驾车、不做剧烈运动、不做决策性事项；④建议24h内不饮酒；⑤哺乳期女性24h内禁止哺乳，并要将乳汁用吸乳器吸出；⑥给予患者和家属书面指导材料，明显标示当出现紧急或异常情况时应及时就医。

（七）总结

随着消化内镜技术的广泛应用，患者对镇静与无痛的需求也随之日益增加。消化内镜无痛诊疗旨在让患者在"浅睡眠"的状态下完成内镜检查、治疗，解除患者焦虑、紧张和恐惧情绪，这样既能保证诊疗过程的安全和舒适，又便于消化内镜医师的诊疗和操作。而在麻醉临床工作中，应达到以下要求：①诱导患者迅速平稳；②内镜操作中，呼吸和循环稳定；③苏醒迅速，患者舒适；④防止麻醉相关并发症的发生。此外，进一步规范内镜操作中的麻醉操作和管理，强化相关专业医务人员的配置与学习，加强内镜医师与麻醉医师的交流和沟通，必将促进消化内镜麻醉的健康发展。

（夏一梦 罗 艳）

四、影像学检查在消化内镜并发症诊疗中的应用

（一）概述

随着消化内镜诊疗技术的快速发展和广泛应用，不可避免地会发生一些与内镜诊疗相关的并发症。若不能及时、准确地识别和处理相关并发症，其严重时甚至可能危及患者生命。在识别和诊断并发症方面，影像学技术是不可或缺的一种重要手段。及时、准确地选择恰当的影像学检查方法、精准识别消化内镜诊疗相关并发症的影像学表现特点及征象，对临床正确处理相关

并发症尤为重要。因此，影像学检查在诊断和评估消化内镜诊疗并发症方面具有格外重要的地位和意义。

（二）常见并发症的影像学表现

1. 出血

出血为消化内镜诊疗过程中最常见并发症，分为急性出血和迟发性出血。

(1) 增强 CT 及 MRI：腹部增强 CT 及 MRI 对出血有重要诊断价值。根据病情变化适时加做 CT 或 MR 小肠造影，以及腹主动脉、腹腔动脉、肠系膜动脉 CTA、MRA 成像等。

(2) DSA：消化道出血时的直接征象为对比剂外溢，一般在有活动性出血（出血量 > 0.5ml/min）时能够显示对比剂外溢。DSA 创伤小、定位精准、止血迅速，是一种兼具诊断和治疗消化道出血的重要技术手段。

(3) 放射性核素 ^{99m}Tc-RBC 显像：静脉注射 ^{99m}Tc 标记的自体红细胞后行放射性核素显像扫描，以探测标志物有无血管外溢征象。当出血量 > 0.5ml/min 时阳性率较高。

2. 消化道穿孔

医源性消化道穿孔为消化内镜诊疗并发症之一，若诊断和处理不及时则后果严重。

(1) 食管穿孔：① X 线检查，可显示纵隔增宽、纵隔积气、液气胸、颈部或腋下软组织及皮下积气。口服碘水造影时可见对比剂由食管破孔处溢出征象。② CT 检查，可作为首选检查方法，常见以下异常征象，如局部食管壁水肿、增厚；食管腔外气体，此为食管破裂穿孔最重要、最直接的征象，可见纵隔、颈部、胸部、腋下软组织及皮下气肿；胸腔、纵隔内积液；心包积气、积液和心包增厚、心包脂肪层消失；肺部常伴有吸入性肺炎、肺脓肿等；主动脉损伤；食管—气管 / 支气管瘘；局部 CT 薄层扫描或口服碘水造影 CT 扫描对于小的食管破孔的检出率比 X 线检查高；CTA 有助于判断邻近血管有无损伤。

(2) 胃肠道穿孔。

① X 线检查：腹部平片主要表现为气腹、腹腔积液、肋腹线异常、肠麻痹，以及继发性腹膜炎、腹腔脓肿形成。

a. 气腹：ⅰ. 游离气腹，立位腹部平片可见膈下游离气体影，表现为一侧或双侧膈下线状或者新月状透亮影，边界清晰，上缘为光滑整齐的膈肌，下缘为肝、胃底部或脾上缘。仰侧卧位水平投照，气体则浮游到远的侧腹壁与腹内脏器外壁之间。大量气腹时可见膈肌位置升高，内脏下移，有时可衬托出内脏器官的轮廓。此外，游离气腹也可见于女性输卵管通气检查、腹部手术后、腹部产气菌感染后等。ⅱ.局限性气腹，常为胃肠道穿孔至小网膜囊内或腹膜后及腹腔继发感染等所致。因此，腹腔没有游离气腹并不能完全排除胃肠道破裂穿孔。

b.腹腔积液、肋腹线异常及肠麻痹：为胃肠道破裂穿孔后，其内容物进入腹腔后引起的化学性和细菌性腹膜炎表现。

c.腹腔脓肿：局限性腹膜炎可形成腹腔脓肿，多位于腹腔间隙或隐窝处。

②CT检查：是诊断胃肠道破裂穿孔最有价值的影像学诊断方法，应作为首选检查方法。CT能敏感地发现少量气腹、腹膜后少量积气及积液，明确穿孔部位，评估测量液体、气体及出血量等。仰卧位CT扫描，气体主要集聚于腹腔前部，在肝前缘与腹壁之间形成透亮带，还可聚集于网膜囊、肝肾隐窝及盆腔等处。积液则为水样低密度。

③超声检查：胃肠道破裂穿孔主要表现是腹腔内游离气体和腹腔积液。多于腹腔高位处（如膈下、肝脾前方）扫及气体样强回声反射。当胃肠道内容物流入腹腔后，腹膜受刺激而产生渗出液，出现腹腔积液及局限性或弥漫性腹膜炎超声征象。

3.胸腔积液

胸腔积液是外伤、感染及肿瘤等多种疾病的并发症之一，临床上因消化内镜诊疗导致的胸膜炎、胸腔积液并非少见。

(1) X线检查：①游离胸腔积液，少量积液仅表现患侧肋膈角变钝。积液量增多时为向外、向上的弧形上缘高密度影。平卧位因积液散开致肺野的透亮度减低。大量积液时患侧胸部呈致密影，气管和纵隔向健侧移位。②包裹性胸腔积液，呈扁丘状高密度影，宽基底位于胸膜面上，突向肺野内。③叶间积液，在胸片上表现为位于叶间裂部位的梭形阴影，边界清晰。④肺底积液，"假膈征"是肺底积液的主要征象。"假膈征"与膈肌升高表现类似，但外侧较内侧位置高，与膈肌升高不同。若"假膈征"发生在左侧，可见胃底-膈顶距增大。多角度、多体位摄片结合肺野透亮度动态变化多可确诊。

(2) CT检查：①游离胸腔积液，仰卧位CT上表现为沿后胸壁分布的半月形均匀液性密度影，可压迫邻近肺组织形成肺不张。当积液进入斜裂时，呈尖端指向肺门的三角形致密影。②包裹性胸腔积液，CT表现为靠近胸壁的圆形或凸透镜状影，密度较均匀。③叶间积液，CT表现为位于水平叶间裂或斜裂内的半圆形/梭形水样密度影、边缘光滑，可同时伴有胸膜增厚，勿误认为肺内肿块。局部薄层扫描及多平面重组同时结合 CT 增强扫描不强化可明确诊断。④肺底积液，CT 表现为后下胸腔弧片形态水样低密度影，多平面重组有助于明确诊断。

(3) MRI 检查：非出血性积液 T_1WI 低信号、T_2WI 高信号。例如，含有血液或蛋白质成分时，信号较为复杂，T_1WI 可表现为中或高信号。亚急性和（或）慢性出血时 T_1WI 和 T_2WI 均为高信号。MRI 检查有助于判断积液性质，同时 MRI 冠状面、矢状面成像有助于叶间积液、包裹性积液和肺底积液的诊断，但因受呼吸、心脏和大血管运动的影响，导致伪影明显、成像模糊，应用价值有限，故一般不用于胸腔积液的常规检查。

(4) 超声检查：为低回声或无回声暗区，可表现为"四边形征""正弦波征"和"水母征"。少量积液可见细窄带状无回声或弱回声区。超声可以准确判断胸腔积液的位置、深度及范围，其发现胸腔积液的敏感性略低于胸部 CT。

4. 吸入性肺炎

吸入性肺炎系吸入口腔分泌物、食物或胃内容物及其他刺激性物质所致肺实质炎症，为消化内镜诊疗中常见并发症之一。

(1) 轻度：X 线及 CT 检查可见，两肺透光度轻度减低，肺野内见细小网状和（或）颗粒状影，以两肺中下野内中带为主、右肺为著，两肺中下野肺纹理模糊，沿肺纹理可见点片状阴影，可见支气管气像（空气支气管征）。

(2) 中度：X 线及 CT 检查可见，两肺透光度进一步减低，肺野密度增高，细小网状影及颗粒状影可融合呈片絮状、边缘模糊，部分肺野呈磨玻璃影，两肺下野可见点、片状影，心脏边缘和膈面部分模糊。

(3) 重度：X 线及 CT 检查可见，两肺野致密影，呈"白肺"改变，可见支气管气像，心脏及膈面轮廓大部分消失或完全消失。

5. 气胸与液气胸

气胸为各种原因致脏层或壁层胸膜破裂后空气进入胸膜腔内使其正常负压被破坏的一种病理状态，可分为自发性气胸及创伤性气胸。创伤性气胸多见于外伤、临床侵入性操作（如消化内镜诊疗）等。胸膜腔内液体与气体同时存在则为液气胸。

(1) X 线检查：①少量气胸为肺尖部和（或）胸壁下方带状无肺纹理区，受压的肺组织向肺门处移位，脏胸膜显示为与胸壁平行的弧形细线状影；②大量气胸为无肺纹理的透亮区，压缩的肺组织呈密度均匀增高的团块影，移向肺门，可见肋间隙增宽，横膈低平，纵隔向健侧移位；③液气胸，在上述表现的基础上出现液气平面。

(2) CT检查：①CT可清晰显示脏胸膜线、气体、液体及受压缩的肺组织；②易于检出可能合并存在的皮下气肿、纵隔气肿等病症；③较X线胸片更能准确评估肺组织压缩程度；④通过CT值测定可鉴别积液性质，＞30HU需考虑为血性。

(3) MRI检查：MRI一般较少应用于气胸及液气胸的诊断，但在了解胸腔积液的成分上具有优势。胸腔积液T_1WI为低信号，T_2WI为高信号。胸腔积血亚急性期（出血3～14天）在T_1WI及T_2WI上均为高信号。

6.纵隔气肿与皮下气肿

见消化道穿孔。

7.急性腹膜炎

与消化内镜诊疗相关的急性腹膜炎多继发于胃肠道破裂、穿孔，ERCP术后重症急性胰腺炎等。

(1) X线检查：平片很少用于检查急性腹膜炎。可显示肠管充气、扩张，肋腹线增宽、密度增高或消失。合并胃肠道穿孔，可见腹腔内游离气体及腹腔积液等征象。

(2) CT检查：①腹膜急性炎症水肿、充血及纤维蛋白沉着，CT显示脏、壁腹膜增厚，表面不光滑。胃肠道浆膜层增厚粘连、腹腔积液、积气。②肠郁张，表现为普遍肠管积气。③严重者腹膜壁层外脂肪间隙可见水肿增厚，模糊，密度升高。④于肝肾隐窝、膀胱直肠陷凹或子宫直肠陷凹内、结肠旁沟内可见清晰水样密度区。大量腹腔积液时，小肠漂浮集中在前腹部，脾胃韧带受推移。⑤肠系膜可见水肿增厚、密度增高、散在条片状致密影。⑥合并胃肠道穿孔时可见腹腔内游离气体。⑦局限性腹膜炎表现为腹膜增厚、腹腔积液、腹壁水肿、肠壁增厚、粘连及肠郁张等，均局限于某一区域。

(3) 超声检查：可显示腹腔积液和积气，分别呈液性无回声和气体样强回声反射。

8.腹腔脓肿

与消化内镜诊疗相关的腹腔脓肿多继发于胃肠道破裂、穿孔，以及ERCP术后重症急性胰腺炎等。

(1) CT检查：①脓肿早期，软组织密度肿块，边界不清，增强扫描无明显强化。②脓肿形成后，脓肿中心为低密度影，CT值与水近似，周边密度稍高，部分脓肿内可见气体影。周围脂肪组织密度多显示增高，相邻肠壁常有水肿增厚，邻近结构可受压移位。增强扫描脓肿中心坏死液化无强化，脓壁呈形态不同的环形强化。

(2) MRI 检查：①平扫，脓肿在各序列的信号特点与脓液成分有关。脓肿中心坏死均匀，脓液主要为炎性渗出时，T_2WI 呈高信号，T_1WI 呈低信号；脓肿中心坏死不均匀时，各序列上为不均匀信号；脓液含蛋白质成分较多时，T_2WI 及 T_1WI 信号均较高；脓肿内伴有出血时，根据出血的时期有相应的信号改变。②增强表现基本同 CT 增强。

(3) 超声检查：典型表现为圆形、扁圆形或不规则形低回声或无回声区，其内可见散在高回声光点。

9. 急性胰腺炎

与消化内镜诊疗相关的急性胰腺炎多因 ERCP、EUS、经口小肠镜等检查与治疗操作所致。CT 和 MRI 对于了解病情的严重程度、决定治疗方案及预后评估等方面均有重要意义。

(1) CT 检查：①间质水肿性胰腺炎，平扫可见胰腺局限性或弥漫性肿大，胰周脂肪密度增高，左肾前筋膜可见增厚；增强可见胰腺均匀轻度强化，胰周渗出显示更加清晰。②坏死性胰腺炎，平扫可见除具急

性间质水肿性胰腺炎表现且更加显著外，还常见胰腺密度不均。坏死灶呈略低密度，出血时则呈较高密度；增强可见胰腺强化不均，坏死灶无强化。胰腺周围炎性渗出及坏死物可扩展至小网膜、脾周、胃周、肾前旁间隙、升结肠和降结肠周围间隙、肠系膜及盆腔等。

(2) MRI 检查：①平扫可见胰腺肿大、边缘模糊不清。肿大的胰腺在 T_1WI 上信号减低、T_2WI 上信号增高、T_1WI 抑脂像上则信号多不均匀。出血在 T_1WI 和 T_2WI 上表现为信号不均匀或呈高信号。胰周液体在 T_1WI 上呈低信号、T_2WI 上则呈高信号。假性囊肿呈长 T_1、长 T_2 信号，囊内信号均匀。②增强表现基本同 CT 增强；对于急性胰周积液、假性囊肿、急性坏死物和囊壁内坏死的诊断则明显优于 CT。

(3) 超声检查：①急性水肿性胰腺炎，胰腺形态饱满、体积增大，也可为局部肿大，多见于胰头和胰尾。胰腺回声均匀、减低，后方回声可轻度增高。当胰腺回声明显减低似囊性改变时，则可能转化为出血坏死性胰腺炎。胰腺周围可见少量无回声区。下腔静脉、门静脉、脾静脉等可受压变窄。超声表现滞后于临床症状或血尿淀粉酶异常。②急性出血坏死性胰腺炎，胰腺明

显肿大、形态不规则、边缘显示不清，实质回声增粗、不均匀，可见斑片样强回声、低回声或无回声。胰腺周围常伴积液、积脓或假性囊肿，邻近静脉血管受压明显，双侧肾旁可显示囊性回声，囊内透声差。可伴有胸腔积液形成。

10. 胶囊内镜（磁控胶囊胃镜）滞留或嵌顿、消化道异物与肠梗阻

胶囊内镜（磁控胶囊胃镜）在胃肠道疾病的诊断、病变部位的判断及疗效评估等方面发挥了重要作用。临床应用胶囊内镜（磁控胶囊胃镜）的主要的风险是胶囊滞留或嵌顿，发生的主要部位多为小肠，少数发生在食管、胃及结肠部位。与消化内镜诊疗相关的医源性消化道异物多为内镜器械、附件脱落或断裂所致。两者滞留或嵌顿均有导致肠梗阻甚至肠穿孔的可能。

(1) 胶囊内镜（磁控胶囊胃镜）滞留或嵌顿、消化道异物：对于可疑伴发的腹膜炎、脓肿、特殊部位穿孔（小穿孔或瘘）等，CT 在诊断的敏感性及特异性均较高，目前已基本取代 X 线。①金属异物及胶囊内镜，表现为异常的高密度影及见胶囊内镜结构影，周围有明显的放射状金属伪影；②CT 薄层扫描：可清晰显示不透光和半透光异物的位置、大小、形态及数量，对透光性异物则不

能检出，但可显示异物周围肉芽肿反应。

(2) 肠梗阻：肠梗阻是指肠内容物不能正常运行、顺利通过肠道，为临床上常见的急腹症之一。胶囊内镜（磁控胶囊胃镜）滞留或嵌顿、消化道异物均有导致肠梗阻可能。CT 较 X 线更敏感而准确，目前已基本取代 X 线。CT 除了显示肠管积气、积液、扩张及在相应梗阻处的胶囊内镜或不透光性异物影外，还可发现扩张肠管与正常肠管之间的"移行带"，有助于肠梗阻鉴别诊断，如肿瘤性病变可见"移行带"处肠壁增厚或肿块影，肠粘连时则无肿块显示。

（三）罕见并发症

1. 腹部实质脏器损伤

消化内镜诊疗过程中可导致腹部实质脏器的损伤。实质脏器的各种类型损伤均有比较特征的影像学表现，结合消化内镜诊疗经过和相应的临床症状与体征，除外腹部外伤史等诊断并不难。腹部 CT 扫描为首选影像检查方法。

(1) 实质脏器包膜下破裂：①CT 检查，平扫包膜下血肿呈高或略高密度影，随时间延长而密度逐渐减低。脏器实质受压内陷。增强检查，血肿部分无强化。②超声检查可见

肝、脾、肾形态失常，但包膜基本完整、与实质部分分离，其间为代表血肿的无回声区，内部可见散在小光点回声，并有飘浮感。随时间延长，其内出现条索状回声和中高回声，为血凝块所致。

(2) 实质脏器内血肿：在 CT 及超声扫描中，肝、脾、肾实质内可显示血肿征象。①CT 检查，肝、脾实质内血肿密度与正常组织形成明显差异。急性出血灶呈均匀或不均匀高密度，出血较久则呈较低密度。②超声检查，局限性边界不清的不规则低回声区，其内部有小片状无回声区及后方回声轻度增强等。

(3) 实质脏器破裂：脏器包膜不完整。CT 及超声可于膈下、肝肾隐窝、盆腔，以及左右结肠旁沟等区域识别破裂所致的出血，CT 平扫为不同密度的积液，超声呈无回声区，并可见相应的肝、脾、肾实质内和（或）包膜下血肿表现。

2. 异位栓塞

异位栓塞是肝硬化食管 – 胃静脉曲张内镜术后的并发症之一，主要原因系硬化剂和组织黏合剂漂移所致。常见栓塞部位是肺、肾、脾和脑等重要脏器。目前发生异位栓塞的机制尚不明确，其风险与注射量、注射速率和曲张静脉的直径大小、血流速度，以及是否存在胃肾分流、脾肾分流及血管误穿刺等因素相关。存在右向左分流、卵圆孔未闭、肺动 – 静脉瘘、食管曲张静脉 – 肺静脉间侧支循环的建立和开放则具有较高的脑血管栓塞梗死的风险。

(1) 脑梗死：为脑血管栓塞 / 闭塞后致脑组织缺血性坏死。病理上分为缺血性、出血性和腔隙性脑梗死。

① 缺血性梗死。

a. CT 检查：ⅰ. 平扫，发病 24h 内常难以显示病灶，24h 后主要表现为低密度灶，病变部位和范围与栓塞 / 闭塞血管供血区一致，皮髓质同时受累，多呈扇形。可有占位效应。ⅱ. 增强与 CTA，可显示狭窄、栓塞 / 闭塞的脑动脉分支。发病当天灌注成像表现病变区脑血流量明显减少，其后增强 CT 可见脑回状强化，1～2 个月后形成边界清楚的低密度囊腔，无强化。

b. MRI 检查：ⅰ. 发病后 1h 即可见局部脑回肿胀，脑沟变窄，随之出现 T_1WI 低信号、T_2WI 高信号；ⅱ. DWI 为高信号；ⅲ. MRA 检查可显示狭窄、栓塞 / 闭塞的脑动脉分支。

c. 超声检查：因颅内动脉无法直接显示其二维结构，对其狭窄、栓塞或闭塞的诊断主要通过彩色及频谱多普勒进行分析和确认。ⅰ.彩色多普勒：轻度狭窄时，狭窄处血流束变细，色彩明亮或发生色彩翻转，典型者呈"束腰征"；中、重度狭窄时，若狭窄范围较小，狭窄处两端压力阶差大，血流速度明显加快，彩色多普勒呈五彩镶嵌样改变；狭窄范围较长时，狭窄处两端压力阶差低，血流速度减低，狭窄以远仅能测及极微弱的血流信号；血管闭塞时，整个血管走行处表现为血流信号消失，彩色及频谱多普勒均无法探及血流信号。ⅱ.频谱多普勒，血管狭窄近心端的频谱均表现为血流阻力升高，轻、中度狭窄表现为血流流速增加，重度长距离狭窄表现为流速的明显降低；轻度狭窄音频信号无明显改变，中度狭窄音频信号响亮，重度狭窄音频信号低钝。

② 出血性梗死：常发生于缺血性脑梗死1周后。

a. CT 检查：低密度脑梗死灶内见有不规则斑点、片状高密度出血灶，占位效应明显。

b. MRI 检查：梗死区内出现 T_1WI 高信号灶。MRI 可明确显示亚急性期内因 CT 值减低难以发现的出血病灶且数月后也能发现出血降解产物。MRI 诊断出血性转化更敏感且有利于出血分期并明确转归，故较 CT 更优越。

③ 腔隙性脑梗死：影像学表现主要为边界清晰的脑内小软化灶，通常位于脑实质深部如灰质核团，尤其是豆状核、丘脑区、内囊、尾状核、脑干等，大小为数毫米（最大为 15mm），呈类圆形或卵圆形。

a. CT 检查：平扫为小的类圆形低密度影，边界清楚，一般周围没有水肿带及占位效应。增强时无强化。

b. MRI 检查：T_1WI 为类圆形的低信号、T_2WI 为类圆形的高信号。FLAIR 序列上早期为高信号，慢性期则表现为低信号。DWI 急性、亚急性和慢性早期可表现为高信号，随时间推移为阴性或出现低信号。增强扫描时急性、亚急性期 T_1WI 可表现为信号增强。

c. DSA 检查：对于缺血性和出血性脑血管病具有很高的诊断价值，是诊断脑血管性病变的金标准。DSA 不仅能清楚地显示颅内外各血管的走行及形态，还可反映脑血液循环状态，测定动脉血流量，提供脑血管的血流动力学信息，能直接准确显示动脉管腔狭窄、栓塞、闭塞及侧支循环建立等情况。由于医学影像学技术的飞速发展，CTA 和 MRA 已可有效替代 DSA。当然，必要时应行 DSA 检查。

(2) 肺栓塞：是指内源性或外源

性栓子栓塞肺动脉，引起肺循环障碍的综合征。

①X线检查：少部分肺栓塞X线胸片可无明显异常。肺栓塞的X线异常征象多在12～36h或数天内出现。继发肺动脉高压时，肺动脉圆锥部膨凸，右下肺动脉主干增宽，最大宽径可＞15mm。远端肺动脉则狭窄甚至闭塞，致肺纹理突然变纤细，呈"残根"样改变。肺梗死时，肺的外周出现楔形或截断的圆锥形实变阴影，基底与胸膜相连，尖端则指向肺门。存在较大的肺叶、段肺栓塞时，可显示阻塞区域肺纹理减少及局限性肺野透亮度增高。

②CT肺动脉成像及灌注成像。

a.直接征象：ⅰ.急性肺栓塞，可见左右肺动脉和（或）叶、段、亚段级肺动脉内低密度充盈缺损，可有"蜂窝征""漂浮征"和"轨道征"，常伴有单侧或双侧胸腔少量积液；ⅱ.慢性肺栓塞，可见组织黏合剂附着于血管壁致管腔狭窄甚至闭塞。

b.继发征象：ⅰ.肺动脉高压，主肺动脉扩张，管径≥30mm或栓塞近端肺动脉段扩张，右心房、右心室增大；ⅱ.肺梗死，胸膜下楔形实变灶，宽基底紧邻胸膜、尖端指向肺门，实变灶内无空气支气管征，梗死灶既可单发也可多发；ⅲ.肺内灶性密度减低（"马赛克征"），梗死叶或段肺组织内显示肺纹理稀疏、密度减低，而周围肺组织内血管代偿性充血、纹理增多、密度增高，呈现"马赛克征"。

c.CT动态增强或灌注成像：可见狭窄或闭塞肺动脉供血肺叶的低灌注。

③MRI肺动脉成像及灌注成像。

a.MRI肺动脉成像：在T_1WI上血流显示为流空低信号、血栓则为中等信号，在T_2WI上血栓多为低信号。通过MIP技术重建可获得完整的肺动脉及各级分支图像，单层图像则可显示高信号肺动脉主干甚至段级分支内低信号的血栓栓子或栓塞肺动脉的截断征象。

b.MRI肺灌注成像：栓塞肺动脉远侧的肺实质强化后的信号强度增高不明显，而正常灌注的肺实质信号强度则明显升高。肺灌注显示的局灶性低灌注征象有助于判断有无肺动脉栓塞的存在。

(3)脾梗死。

①CT检查：平扫，典型表现为尖端朝向脾门、边界清楚的楔形低密度区。增强，低密度区无强化，与周围正常强化脾实质对比存在明显密度差异。

②MRI检查：平扫，梗死区信号依梗死时间而不同，急性和亚急性梗死区在T_1WI和T_2WI上分别

为低信号和高信号，而慢性期由于梗死区有瘢痕组织和钙化形成，在MRI各种序列上均呈较低信号改变。增强，梗死病灶无强化。

③ 超声检查：脾实质内有单发或多发楔形或不规则形低回声区，底部朝向脾外侧缘，尖端指向脾门，内部有高回声光点或呈蜂窝状回声。CDFI提示病变区内无血流信号。假囊肿为液性无回声区。梗死灶纤维化或钙化时回声明显增强，后方可伴声影。

(4) 脾脓肿：是细菌侵入脾内形成的局限性化脓性感染，多继发于全身性感染的血源性播散或脾周感染的蔓延，也可为外伤或消化内镜诊疗后异位栓塞所致脾梗死后的并发症。

① X线检查：平片可见左侧膈肌升高，常伴有胸腔积液，表现无特征。

② 超声检查：脓肿初期，可无异常或显示稍低回声区。脓肿形成期，呈不规则或圆形无回声区，其内可见散在光点回声。若有气体，则出现强回声气体样反射，周边有高回声带环绕。CDFI和频谱多普勒显示脓肿壁有较丰富的血流信号，为动脉血流。动态观察，无回声区可进行性增大，抗感染治疗后，无回声区范围可逐渐缩小。

③ CT检查：平扫，典型脓肿表现为脾内圆形或椭圆形界清低密度区，单发或多发，CT值差别较大，一般 < 30HU，有时脓肿内可见气体影。增强，脓肿壁呈环状强化，脓肿中心无强化。

④ MRI检查：平扫，脓腔表现为圆形 T_1WI 低信号和 T_2WI 高信号，病灶周围可见水肿，呈 T_1WI 低信号和 T_2WI 高信号。增强，基本同CT增强表现。

(5) 肠系膜血管栓塞。

① X线检查：最典型征象是"指压痕征"，为肠系膜血管栓塞后增厚的肠壁黏膜下水肿所致。部分患者因肠痉挛致肠腔内气体减少，亦有部分患者因肠梗阻范围较广致肠腔内充满气体。

② CT检查：为肠系膜动脉性肠梗阻。平扫显示肠管积气、积液，扩张范围大且程度重。受累肠襻环形增厚，可出现少量腹水。增强扫描及CTA可显示肠系膜动脉主干或分支内充盈缺损、狭窄甚至闭塞。受累肠襻强化程度减低，甚至不强化，正常明显强化的黏膜线消失。肠系膜动脉发生栓塞后先出现肠缺血性痉挛，以后产生水肿。随后静脉发生栓塞，肠壁毛细血管充血甚至发生破裂、出血，继而产生肠坏死，最终可发生穿孔。

③ MRI 检查：一般不作为急诊检查方法。MRA 可显示肠系膜动、静脉主干及主要分支的解剖，但对判断狭窄程度有一定假阳性率。MRI 对判断血栓的新旧、鉴别可逆性和不可逆性肠缺血的价值较高。

④ 超声检查：超声为无创性影像学检查，能显示腹腔动脉、肠系膜上动脉、肠系膜下动脉和肠系膜上静脉的狭窄、栓塞或闭塞。脉冲多普勒能测定血流速度。超声的其他征象还包括肠壁增厚、腹水、膈下积气、门静脉 – 肠系膜静脉内积气。

3. 其他并发症

消化内镜主附件器械断裂、导丝缠绕打结、球囊破裂、支架脱载移位等并发症的出现与器械部件设计特性、病变结构特点、可能存在的解剖变异或解剖异常、诊疗策略选择、医师技术能力与操作手法等密切相关，即时 X 线、CT、超声或 DSA 等检查即可明确诊断并有利于指导进一步治疗和处理。

（四）总结

目前消化内镜诊疗操作仍处于一个不断开展和应用的阶段，其术后并发症发生率总体而言仍保持在一个相对不容忽视的比例，影像学检查在诊断和发现内镜治疗术后并发症方面具有重要的临床意义，选

择适当的影像学检查可以高效地针对并发症进行诊断及干预，并进一步降低并发症所导致的严重后果。

（董金斌　石益海）

五、护理配合在消化内镜诊疗并发症早诊及预防中的应用

（一）概述

消化内镜诊疗是提升患者临床治疗有效性和诊断精确性的一个主要方式，由于内镜诊疗具有较好的安全性、操作性及可视性，所以临床上被广泛应用，尤其是胃肠镜等基本内镜检查是胃肠疾病诊疗的首选，由于内镜属于侵入性操作，因此也有一些患者在进行方便诊疗的同时及之后容易发生相关的并发症，使患者的生活质量受到严重的影响。对于接受消化内镜检查的患者来讲，实施诊疗的过程在一定程度上存在恐惧或焦虑等负性情绪。因此，标准化的护理流程即术前的知情同意和充分的评估、术中和术后相应的护理观察是可以降低内镜诊疗并发症的发生率并提升患者的预后质量。

1. 内镜诊疗并发症的预防

(1) 咽喉部损伤与疼痛：为胃镜检查的最主要并发症，原因是局部

麻醉不完全或插镜方法粗暴，以及患者剧烈呕吐或合作不佳等因素所引起黏膜损伤。故在做麻醉时，应尽量做充分，麻醉药应量足，并徐徐咽下，以便与咽部黏膜充分接触，进镜前与患者充分沟通，配合进镜，边观察边推进，从而顺利进入食管，如遇阻力切不可硬插。

(2) 出血：进镜时动作粗暴损伤黏膜造成出血，患者呕吐剧烈造成贲门黏膜撕裂，活检损伤引起出血。为减少出血的发生，进镜一定要边进边观察，遇腔则进，动作轻柔，切不可盲目硬插，活检时选好无血管的位置，深浅适宜，避免伤及血管。操作前应配备止血药物及器械。从活检孔道进器械时注意速度宜慢，且内镜视野清晰，防止器械损伤组织导致出血。

(3) 穿孔：穿孔是最严重的并发症，多为进镜时用力过猛、盲目进镜或深凹病变的活检及治疗所致。穿孔一经确诊应做内镜下治疗或考虑外科手术。有条件的医院可准备二氧化碳泵，一方面可有效缓解患者诊疗后的不适，另一方面，一旦穿孔可减轻气腹症状。

(4) 心肺意外：心悸、气短、心律失常发生者多为术前高度紧张，或既往有心肺疾病患者，术前应做好耐心细致的解释工作，最大限度消除患者的恐惧心理，既往有心肺疾病者术前应做心电图、胸部X线等术前检查，有严重心肺疾病者，如需非做内镜检查不可者，应有专科医师在场，并配备必要的急救药品，以防发生意外。

(5) 下颌关节脱位：下颌关节脱位是患者剧烈呕吐，过度张口所致。检查时应动作轻柔，术前做好充分沟通，让患者尽量放松，避免过度张口。发生时应及时手法复位。

(6) 感染：肠镜后菌血症发生率很低，一般不会发生严重的感染，相应的内镜下治疗可术前常规应用抗生素，预防感染，对发生严重感染者可行血培养即药敏试验选择敏感的抗生素进行抗感染治疗。

2. 内镜诊疗的护理配合

(1) 内镜检查的护理配合：诊治前开展心理护理，护士要根据患者心理状态进行评估并开展针对性健康教育，让患者了解内镜检查过程，指导患者如何进行配合，有效地缓解患者的紧张和焦虑情绪；针对并发症开展干预，护士要密切关注患者变化，出现恶心、呕吐时要及时安抚，清除口鼻呕吐物，保证患者舒适，肠镜注气时可能出现腹痛要向患者解释清楚；诊疗结束后护士要为患者整理好衣物并询问是否出现不适，检查结束3h内要有专人陪护防止出现意外，检查后叮嘱患者多散步促进排气，必要时进行腹部按摩，同时指导患者2h后可以进食水，检查当日进流食，避免辛辣刺激食物。

（2）内镜治疗的护理配合。

① 术前：详细询问患者禁食禁水和肠道准备情况，以及有无起搏器和内置钢钉钢板。了解患者是否近期使用抗凝血药。向患者详细介绍内镜相关治疗的有关操作及围术期的注意事项，指导患者手术中需采取的体位，介绍内镜治疗对于疾病的重要意义，提高患者对于内镜治疗的认知和了解。可以通过发放宣传卡片、播放科普视频等方式加强患者及家属对相关内镜治疗的理解。术前了解患者病史，与病房按流程交接药物及病历资料，与医生充分沟通，准备合适的手术器械和耗材，检查各类仪器设备功能完好。完善的术前物品准备是确保手术顺利安全开展的必要条件，可缩短手术时间，降低并发症的发生率。

② 术中：应对患者的生命体征与血氧饱和度两者的变化进行详细的观察，耐心倾听清醒患者主诉及观察腹部情况，如有异常应及时采取对应处理措施，贯彻执行无菌操作原则，护士需做到掌握手术操作流程及相关注意事项，才能更好地配合内镜医生的工作。

③ 术后：告知患者内镜治疗的相关并发症及发生预兆，提升患者对并发症的认识。术后密切监测患者机体状态，如ESD术后留置胃管的作用，观察胃管内引流液的颜色，ERCP术后血淀粉酶、尿淀粉酶等指标变化情况，询问患者是否发生发热、腹痛等相关症状，如发生异常情况应及时告知医生。此外，ERCP后鼻胆管引流不畅、感染及消化道出血等并发症的风险性比较高，需要采取有效的预防措施，在发生相关症状后需要及时反馈给医生。

（二）总结

消化内镜已成为临床重要的一种检查方法和诊疗手段，内镜诊疗操作需要从咽喉进入，因此患者往往会出现恐惧感和痛苦感，这种痛苦不仅来自于身体，更多的是来源于精神与心理，患者对于消化内镜诊疗均存在不同程度的恐惧和排斥，严重的可能出现拒绝诊疗，耽误开展正常的治疗，威胁患者的生命健康；由于在侵入性操作后有可能会造成创伤，术后并发症风险性较高，对于生活质量影响较为严重，为了有效预防并发症，保证患者生活质量，需要实施相应的护理干预措施。第一，要对患者开展充分的知情同意，让患者和家属知道诊疗的利与弊，进行合理的选择，同时术前要做好充分的准备工作，对患者进行详细的评估；第二，还要求医务人员做好应急准备措施，操作技术应娴熟，这就需要对急诊消化内镜诊治的风险予以识别和防控，有效地降低风险因素，建立健全内镜护士的培训与内镜护理管理制度，以及内镜诊疗流程。

（沈 锐）

参考文献

safety profile of a dexmedetomidine-ketamine combination with a propofol-fentanyl combination for ERCP. Gastrointest Endosc, 2016, 83(5):928-933.

[19] Cárdenas A, Fernández-Simon A, Escorcell A. Endoscopic band ligation and esophageal stents for acute variceal bleeding. Clin Liver Dis, 2014, 18(4): 793-808.

[20] Cho YK, Kim SH. Current stalus of peroral endoscopic myotomy. Clin Endosc, 2018, 51(1): 13-18.

[21] 金震东，李兆申. 消化超声内镜学. 3 版. 北京：科学出版社，2017.

[22] 宋彬，严福华. 中华影像医学·肝胆胰脾卷. 3 版. 北京：人民卫生出版社，2019.

[23] 李真林，倪红艳. 中华医学影像技术学·MR 成像技术卷. 北京：人民卫生出版社，2017.

[24] 姚礼庆，周平红，钟芸诗. 消化内镜手术及常见并发症防治策略. 北京：人民卫生出版社，2015.

[25] 姜玉新，张运. 超声医学. 北京：人民卫生出版社，2016.

[26] 李丽君. 床旁超声监测. 北京：人民卫生出版社，2019.

[27] 刘士远，高剑波. 胸部放射诊断学. 北京：人民卫生出版社，2018.

[28] 刘士远，郭佑民. 中华影像医学·呼吸系统卷. 3 版. 北京：人民卫生出版社，2019.

[29] 郭佑民，陈起航，王玮. 呼吸系统影像学. 2 版. 上海：上海科学技术出版社，2016.

[30] 王成林. 肝胆胰疾病 CT、MRI 诊断. 北京：人民卫生出版社，2014.

[31] 缪飞. 胰腺影像学. 北京：人民卫生出版社，2015.

[32] Chathadi K V, Chandrasekhara V, Acosta R D, et al. The role of ERCP in benign diseases of the biliary tract. Gastrointestinal Endoscopy, 2015, 81(4):795-803.

[33] Mine T, Morizane T, Kawaguchi Y, et al. Clinical practice guideline for post-ERCP pancreatitis. Journal of Gastroenterology, 2017.

[34] Myung D S, Chung C Y, Park H C, et al. Cerebral and splenic infarctions after injection of N-butyl-2-cyanoacrylate in esophageal variceal bleeding. World J Gastroenterol, 2013, 19(34):5759-5762.

[35] Michael PG, Antoniades G, Staicu A, et al. Pulmonary glue embolism: an unusual complication following endoscopic sclerotherapy for gastric varices. Sultan Qaboos Univ Med J, 2018, 18(2): e231-e235.

[36] Wani ZA, Bhat RA, Bhadoria AS, et al. Gastric varices: Classification, endoscopic and ultrasonographic management. J Res Med Sci, 2015, 20(12): 1200-1207.

[37] Yujen T, Lili M, Tiancheng L, et al. Thromboembolic events secondary to endoscopic cyanoacrylate injection: Can we foresee any red flags?. Canadian Journal of Gastroenterology & Hepatology, 2018, 2018: 1-10.

[38] 郭启勇，王振常. 放射影像学. 北京：人民卫生出版社，2015.

[39] 曹铁生，段云友. 多普勒超声诊断学. 2 版. 北京：人民卫生出版社，2014.

[40] 许文敏，冯志强. 胶囊内镜滞留的研究进展. 胃肠病学和肝病学杂志，2020, 29(4): 115-119.

[41] 黄茂辉. 消化内镜并发症的发生因素及预防探讨. 现代消化及介入诊疗，2016, 21(1): 43-46.

[42] 李兆申，邓小明，孙涛，等. 中国消化内镜诊疗镇静麻醉专家共识意见. 中国实用内科杂志，2014, 34(8): 756-764.

[43] 荣秋华，李晶. 舒适护理对无痛消化内镜检查患者心理状况及护理质量的影响. 中华现代护理杂志，2012, 18(27): 3294-3296.

[44] ASGE Standards of Practice Committee, Khashab MA, Chithadi KV, et al. Antibiotic prophylaxis for GI endoscopy. Gastrointest Endosc, 2015, 81: 81-89. [PMID: 25442089 DOI: 10.1016/j.gie.2014.08.008]

[45] 李桂贤，甘喆，刘志兰. 对使用 ERCP 进行检查和治疗的恶性梗阻性黄疸患者实施临床路径护理的效果分析. 当代医药论丛，2020, 18(12): 226-228.

[46] Abe N, Takeuchi H, Ooki A, et al. Recent developments ingastric endoscopic submucosal dissection: towards the era of endoscopic resection of layers deeper than the submucosa.

Digestive Endoscopy, 2013, 25(s1): 64-70.

[47] Bundgaard K, Nielsen KB, Srensen EE, et al. The best way possible! A fieldwork study outlining expectations and needs for nursing of patients in endoscopy facilities for short-term stay. Scandinavian Journal of Caring Sciences, 2014, 28(1): 164-172.

[48] 陈玉宇, 张露洁, 戴途. 强化认知护理结合共情沟通对内镜下逆行胰胆管造影术患者护理效果分析. 国际医药卫生导报, 2020, 26(15): 2198-2201.

[49] Kwon SY, Lee J. Effects of a simulation-based educational program for gastroendoscopic surgery patients. Korean Journal of Adult Nursing, 2013, 25(5): 494-503.

[50] 马久红, 黄茜, 阳桂红, 等. 内镜诊疗患者护理安全风险关键因素分析与对策. 中国护理管理, 2013, 13(10): 67-69.

第2章 消化道内镜诊疗并发症及处理

一、上消化道内镜检查

（一）概述

自 20 世纪 70 年代初使用柔性光纤的内镜系统被开发后，胃肠道内镜诊疗已成为常规的医疗实践部分。最初只适用于上消化道诊断和活检的内镜检查，随后被扩展到下消化道领域，并扩展出了各种内镜治疗技术，一直延续至今。尽管近 50 年内镜手术的数量和技术难度都在不断增加，但内镜检查的质量和安全仍然是衡量内镜手术最重要的先决条件。无论内镜检查的适应证是什么，在内镜手术前、中和后都应采取积极的措施，将不良事件降到最低。了解与内镜手术相关的潜在不良事件（包括原因和风险因素、管理及其后果）将有助于内镜医师和整个内镜团队未雨绸缪。

上消化道内镜检查是一种用于诊断和治疗各类消化性疾病的常用方法。在过去数十年里，内镜检查的做法和适应证一直在不断变化。内镜检查越来越普遍，患者甚至不需要事先进行胃肠病学咨询就可以接受操作。尽管此种方法相对安全，可在老年患者和有严重疾病的患者中使用，但它仍是一种侵入性诊疗手段，可能会引发一系列并发症甚至死亡。因此，转诊的临床医师和内镜医师不应将此类操作视为常规，所有患者在接受内镜检查前都应被仔细评估，并被告知可能发生的并发症和后果。手术应该由训练有素的内镜医师或实习内镜医师（在密切监督下）进行。由于并发症在检查过程中可能不会产生明显症状，护理人员和患者需要了解常见并发症的早期表现。应向患者提供书面指示，说明如何在内镜检查后报告意外症状。

医生和患者对潜在的并发症及其发生频率的理解，可以改善风险效益分析。早期识别并发症可以及时进行检查和治疗，从而最大限度地减少发病率和死亡率。由于风险存在于进行中的各项程序，内镜医师的责任就是完全防止可避免的风险，并将不可避免的风险减少到最低。

（二）上消化道内镜检查基本流程

上消化道内镜检查，也称为食管、胃、十二指肠镜检查，是一种内镜检查操作。通过此种操作，内镜医师可以使用内镜前端携带的柔性摄像头检查患者的上消化道内腔。在检查期间，内镜医师沿口腔插入内镜并经过食管、胃和十二指肠；内镜外撤时，医师会将内镜前端在胃中翻转至少一次，逆向检查胃底和胃－食管连接处。医师在操作过程中，将持续注入空气或水并抽吸胃液，以便更清楚地显示被检查部位。

（三）上消化道内镜检查常见并发症

诊断性上消化道内镜检查是一项非常安全的操作。尽管近期缺少有关上消化道内镜诊断后并发症的高质量前瞻性研究，但 1976 年美国进行的大型研究估计此项检查（包括黏膜活检）引发的并发症约为 0.13%，相关死亡率为 0.004%。根据 2004 年美国 Mayo 医学中心的单中心回顾研究显示，无论有无活检，上消化道内镜检查的相关风险为 0.018%。因此，诊断性上消化道内镜检查是安全的。但是在进行任何复杂的治疗干预之前，我们仍需要对患者进行胃肠病学相关信息的收集。

1. 一般情况

上消化道内镜检查的正确准备始于对患者彻底的病史收集和身体检查。医生和患者都应该了解该手术的适应证和可能的并发症。接受内镜检查的患者往往年龄较大，可能有多种基础疾病或正在服用可能增加并发症风险的药物。一般风险因素包括年长、有心脏病史或慢性阻塞性肺疾病史。表 2-1 中给出了内镜检查时可能遇到的具体问题及可能增加其风险的方式。需要注意的是，出血的高危患者接受上消化道内镜检查后发生心肌梗死的情况并不少见。以往研究显示，患者有基础心脏疾病、到达急诊时血压较低、血红蛋白水平较低、内镜检查前持续休克状态都与急诊内镜检查

表 2-1　可能增加上消化道内镜检查风险的医疗问题

医疗问题	并发症性质
瓣膜性心脏病	细菌性心内膜炎
糖尿病	低血糖
肝脏疾病	麻醉过度（无法代谢麻醉药和苯二氮䓬类药）
抑郁症	高血压危象（单胺氧化酶抑制药与"美培力"的反应）
肾功能不全	麻醉过度或癫痫发作（无法排泄诺美瑞丁，一种美瑞丁代谢物）
心律失常	心律失常、低血压
肥胖，慢性阻塞性肺疾病	低氧血症、高碳酸血症、二氧化碳潴留

后的心肌梗死高风险有关。在急诊内镜检查前对患者建立稳定的血流动力学和氧饱和度可能会降低其手术相关心肌梗死的风险。

2.常见并发症及处理

(1) 轻微并发症及处理：许多患者在接受上消化道内镜检查后会主诉轻微的咽喉部或腹部不适。尽管这些不适通常被医生认为是患者的抱怨，但一项前瞻性研究发现大约2%的患者因这些不适而寻求医疗建议，甚至偶尔有患者因此住院治疗。例如，上消化道内镜检查时因内镜抽吸会使得患者的悬雍垂被抽吸而产生悬雍垂炎。此外，对于有牙齿摇晃或者有义齿的患者需要在插入内镜前移除义齿，或者放置一个咬合块保护牙齿和仪器。

(2) 使用镇静药导致的并发症及处理：在大多数上消化道内镜检查中，常对患者静脉给苯二氮䓬类药（通常为咪达唑仑）加上麻醉药（如美帕瑞丁或芬太尼）进行中度镇静。药物使用剂量需在持续监测患者血压、心率和血氧饱和度的情况下进行调整。镇静期间应持续观察患者的肺部状态，并进行临床评估。目前不建议在常规的上消化道内镜检查中使用潮气性二氧化碳监测，但可用于更为复杂的患者检查。

心肺疾病患者约占内镜诊断操作相关的并发症和死亡病例中的50%。与过度镇静有关的并发症包括急性心肌梗死、心律失常、通气不足、低血压、血管迷走神经发作、吸入物、呼吸抑制和休克等。使用如咪达唑仑加芬太尼的混合药物进行中度镇静时，会大大增加患者呼吸抑制的发生率。因此，在内镜检查区应配备完整的复苏设备。

(3) 感染及处理：感染性并发症可能与手术本身有关，或者与手术中使用的设备有关。根据以往数据显示，无论是否进行活检，上消化道内镜检查合并菌血症的发生率高达 8%，平均为 4.4%。事实上很多一过性菌血症很少有临床意义。但对于那些具有较高风险的心内膜炎患者（表 2-1），内镜医师应加以识别并给予适当的抗生素预防。

严格遵守恰当的消毒流程对于避免细菌或病毒感染的人为传播非常重要。所有的内镜检查及手术都存在患者对患者及患者对医护人员感染的风险。被检患者因污染的内镜或水瓶感染铜绿假单胞菌已被频繁报道，死亡率很高。沙门菌、螺旋杆菌和分枝杆菌的污染也有报道。病毒传播（乙型、丙型肝炎病毒，以及 HIV）的问题令人担忧，此前新型冠状病毒（SARS-CoV-2，也称 2019-nCov）全球肆虐，这些都使得内镜检查或手术带来的感染问题更为尖锐。据报道，有症状和无症状的患者粪便中均检出脱落的 SARS-CoV-2 病毒。尽管目前没有内镜表面或前端培养出病毒的事件报道，但

病毒传播的可能性还有待研究。此外，诸如带有朊病毒（没有核酸的蛋白质）的这类传染源可以通过消化道途径传播（鉴于在淋巴组织中的积累）。尽管很罕见，但由于日常清洗和消毒不能破坏朊蛋白，内镜检查可能是将朊病毒从潜伏但无临床表现的变异克雅病（vCJD）患者身上传播给同一名单上接受相同手术的下一个人的媒介。到目前为止，还没有通过内镜造成 vCJD 人为传播的病例记录，但它仍然是一个潜在风险。

在内镜检查过程中，反复的抽吸、经内镜工作通道多次交换导管等活动会增加飞溅率，从而使内镜检查人员处于危险之中。研究表明，内镜操作时，内镜检查人员的面部、眼睛和皮肤接触微生物的概率均有所增加；内镜检查室的墙壁和术后区域也可观察到污染。上消化道内镜检查还可引起患者咳嗽，增加经气溶胶及呼吸道飞沫传播疾病的风险。

有报道患者在困难插管后出现咽喉脓肿或食管后脓肿，这可能是由于隐性穿孔造成的。需要注意的是，内镜活检后的组织有被呼吸道或上消化道微生物群污染的风险。曾有报道显示患者接受常规上消化道内镜检查后出现腹痛感染症状，

通过对比增强磁共振成像扫描显示胃壁明显增厚，复查上消化道内镜证实存在广泛的黏膜水肿、胃褶皱僵硬、缺乏蠕动，结合患者曾有链球菌性咽炎病史，最终考虑其患有蜂窝织炎性胃炎。链球菌经常是蜂窝织炎性胃炎的常见病因，内镜的污染被认为是该病例中出现后续并发症的诱因。需要注意的是此种感染是一种非常具有挑战性的紧急状况，病死率约为40%，暴发性病程中患者甚至需要接受胃切除手术。

(4) 出血及处理：诊断性上消化道内镜检查并发出血非常罕见，发生率约为0.03%，常为胃源性。例如，Mallory-Weiss 撕裂易继发于上消化道内镜检查期间患者的剧烈的呕吐后。在没有凝血功能障碍、血小板减少或门静脉高压的情况下，黏膜活检后很少因出血而需要进行干预。大量出血是诊断性上消化道内镜检查非常罕见的并发症，一般而言，这种罕见的并发症主要发生在血小板减少症和（或）凝血功能障碍的患者身上。在血小板计数 $< 20 \times 10^9/L$ 的患者中，不进行活检的上消化道内镜检查明确是安全的。血小板计数 $> 50 \times 10^9/L$ 时，可以安全地进行活检。

在对血管支架、急性冠脉综合征（ACS）和脑血管疾病患者的护理中，双重抗血小板治疗（DAPT）、阿司匹林和氯吡格雷的使用已经越来越普遍。根据最新指南，这类患者群体，进行所有的内镜手术前可继续使用阿司匹林；如果考虑停用阿司匹林，应根据患者血栓形成与出血的风险综合分析；若进行上消化道内镜检查及活检等低风险内镜手术，建议继续使用P2Y12受体拮抗药进行单一或双重抗血小板治疗；在手术前一周，国际标准化比值（INR）不超过治疗范围的患者可继续使用华法林治疗。

(5) 穿孔及处理：据报道，上消化道内镜检查并发的穿孔发生率为 $1 : (2500 \sim 11\,000)$。穿孔最易发生在咽部或食管已有病变的部位，如合并 Zenker 憩室、食管狭窄或恶性梗阻时，当内镜被盲目推进，或者由于患者颈前部骨质增生等外在原因，导致穿孔发生。嗜酸细胞性食管炎患者即使接受普通诊断性检查也容易并发食管撕裂和穿孔，越来越多的内镜医师已经认识到这一情况。食管、胃或十二指肠的活检和息肉切除术后也可能出现穿孔，但非常罕见。

颈部食管穿孔可产生颈部疼痛、声音嘶哑、咽部吞咽困难、胸锁乳突肌痉挛和皮下气肿等症状；胸腔内和腹腔内穿孔可出现胸痛、呼吸困难、腹痛加剧、血流动力学不稳定、血氧饱和度下降、皮下气肿及后续炎症标志物升高的情况。手术过程中和手术结束后，通过仔细的内镜检查，可以识别许多病例的不良事件。如果患者出现体征或症状，应及时通过胸部X线、水溶性对比剂吞咽透视或胸部CT评估其穿孔可能性。早期识别和快速处理可以减少穿孔相关的发病率和死亡率。

穿孔食管内镜治疗的前提条件是：早期识别（＜24h）、缺损较小、食管清洁、内容物没有或很少进入纵隔、患者没有并发症，以及由经验丰富的内镜医师操作治疗。可以使用止血夹（即TTS或OTSC）或支架（部分覆膜的金属支架或全覆盖金属支架）对穿孔患者进行治疗。如果发现穿孔的时机延迟到24h后，影像学检查显示游离气体存在，患者一般情况不稳定或有合并疾病、操作医师缺少先进的内镜技术和专业知识，以及当有证据表明之前内镜治疗后仍存在持续泄漏时，就需要手术。

胃穿孔若在内镜检查后的12h内被诊断出来，内镜下及时关闭穿孔与患者的良好预后相关。如果发现穿孔后患者没有明显症状，CT未发现明确腹腔积液，没有败血症等临床症状，也可考虑对患者进行保守治疗。胃穿孔直径＜10mm可以用TTS止血夹治疗，较大的穿孔建议使用OTSC联合TTS止血夹内镜下治疗，或在网膜可见时使用网膜进行修补。

十二指肠穿孔极少发生在上消化道内镜检查中，常发生在合并十二指肠扩张、解剖结构改变的患者进行内镜检查、应用EMR或ESD、ERCP和EUS等先进手术进行治疗中。相关的临床表现及处理将在其他章节中加以详述。需要注意的是，一旦发现存在十二指肠穿孔，应立即尝试内镜下治疗；若在数小时后才发现穿孔，或者患者出现败血症表现，则只能选择手术治疗。

3.罕见并发症及处理

在检查过程中，有报道在反转镜身的时候内镜出现了抵抗，并滑入食管，胸部和腹部X线检查证实，内镜已伸入食管，几乎到达下咽部，在胃内呈U形反转（图2-1），由于无法手工拉直镜身，因此该患者接受开腹手术。术中医师在患者胃里直接摸到了内镜扭曲的U形环，成功解襻。上消化道内镜反转成襻受限是一种非常罕见的并发症。可以通过第二根内镜的辅助解襻或通过手术解襻。操作时需防止此类事件的发生。

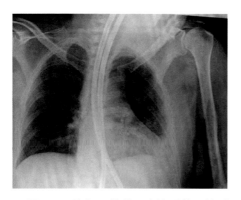

▲ 图 2-1 胸部 X 线片，内镜反转，伸到了下咽部

有报道上消化道内镜检查后患者出现一过性的、完全可逆的室壁运动异常和胸痛综合征，在没有闭塞性冠状动脉疾病的情况下，最终被诊断为胃镜检查后的 Tako-Tsubo 心肌病（TTC, 又称心碎综合征）（图 2-2）。TTC 是一种可逆性心肌病，通常发生在 50 岁以上的女性，与急性冠脉综合征症状类似，儿茶酚胺可能在诱发 TTC 中起作用。半数以上的患者会出现 TTC 的并发症：急性心力衰竭（最常见）、右心室受累、左心室阻塞、二尖瓣反流、心源性休克、心律失常、左心室血栓形成、心脏压塞和心室壁破裂。院内死亡（1%～5% 的患者）常因患者出现难治性心源性休克或心室颤动所致。入院时脑钠肽水平的升高和白细胞计数的增加与院内心脏并发症的风险较高有关。TTC 引起的心脏异常通常预后良好，因为这些变化是可逆的。患者的左心室收缩功能通常于几周后恢复正常。因此，临床医师应了解上下消化道内镜检查后可能导致的罕见应激性心肌病表现，并利用现有策略制订最佳的处理方案。

另有报道上消化道内镜检查后患者出现恶心、头痛和严重的突眼表现，随后出现了双侧眶周瘀血（图 2-3A）。CT 提示患者双侧眼眶骨膜

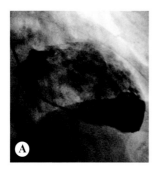
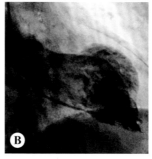
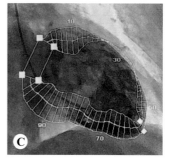

▲ 图 2-2 心室成像

A. 心室舒张期；B. 心室收缩期；C. 收缩力的定量分析，显示心室中段、前段无收缩力

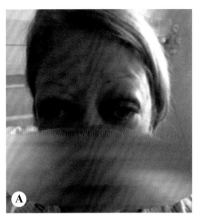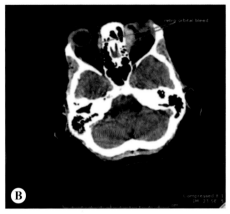

▲ 图 2-3　A. 临床提示患者突眼严重；B. CT 提示患者双侧眼眶骨膜下出血，导致眼球下垂，上直肌向下移

下出血，导致眼球下垂，上直肌下移（图 2-3B）。经过眼科的全面检查，采取了保守治疗。一周后复诊，患者突眼已经完全消失。眼底出血是一种严重威胁视力的不良事件，常见病因是眼眶手术或外伤，也是上消化道内镜检查非常罕见的并发症。

胃镜检查后并发闭合性肠梗阻非常罕见，可能为上消化道充气和操作所导致（图 2-4），是无法预测的。临床医师在评估内镜手术后腹痛的患者时，应有高度怀疑的态度。一定要放低检查的门槛，尽早启动必要的检查，可避免对有可能危及生命的疾病诊断延误。

（四）总结

上消化道内镜检查是一项安全

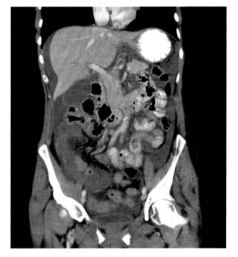

▲ 图 2-4　冠状计算机断层扫描显示闭合性肠梗阻和回肠末端的内部疝

可靠的诊断方法，是发展介入性消化内镜诊疗技术的基础。这项检查技术虽然使用了自然的入口，不需要穿过组织平面来获得通道，但仍是一种侵入性检查，会出现相应的

风险和并发症。为了更广泛、安全地应用该技术，降低操作风险，内镜医师须熟悉检查过程中可能出现的各种并发症。检查前评估患者合并疾病，对患者凝血状况等方面进行风险分级；检查中依托现代化的高质量设备、训练有素的医护配合，建立无缝合作和安全第一的团队文化；检查后及时使用相应设施进行诊断，并在发生并发症时向患者和亲属做出明确和迅速的解释。如果上述所有内容都能成为内镜检查服务文化中公认的一部分，各级医护人员就已经将消化道内镜检查相关的大部分风险降到最低。

（张敏敏　邹多武）

二、下消化道内镜检查

（一）概述

下消化道内镜主要包括小肠镜和结肠镜。肠镜检查是结肠病变包括结肠息肉、腺瘤、肠癌等筛查的重要手段，是消化内科内镜诊疗操作最基本的技术之一，在全国各级医院广泛开展，并在其基础上开展各种内镜染色和治疗技术。近年来，随着国人饮食结构的改变及健康科普知识的普及，对肠镜检查的需求量日益提升。尽管肠镜检查量在不断增加，但是内镜检查的质量和安全仍要放在首位。检查前充分掌握检查适应证，检查中避免遗漏病变，采取积极措施处理术中、术后并发症，将不良事件降到最低。

肠镜检查的适应证包括结肠、直肠、末端回肠疾病的诊断和治疗：①脓血便、便血或粪隐血阳性；②腹痛、腹胀或大便习惯改变；③腹泻或便秘；④不明原因消瘦；⑤不明原因贫血；⑥功能性胃肠病诊断前排查肠道器质性疾病；⑦消化道肿瘤指标异常；⑧影像学提示肠壁增厚；⑨消化道息肉、肿瘤家族史；⑩妇科或盆腔肿瘤与肠道来源分辨困难者；⑪已确诊的结肠病变定期随访和评估（如溃疡性结肠炎、结肠克罗恩病、结肠息肉、结肠癌）治疗后复查；⑫关闭结肠造口前检查；⑬健康体检。简而言之，肠镜作为一种常规的内镜检查手段，只要不存在禁忌证皆可进行肠镜检查。

禁忌证：①绝对禁忌证，如严重心肺等器官功能障碍者；无法耐受或配合内镜检查者。②相对禁忌证，如肠道梗阻无法完成肠道准备者；肛门、直肠畸形或者重度狭窄肠镜不能插入者；可能结肠穿孔者；其他高风险状态或病变者（大量腹水、重度低蛋白血症等）；孕妇。

肠镜是一项安全的内镜检查。总体上，诊断性操作肠道穿孔的并发症发生率为 0.016%～0.8%，治疗性操作中肠道穿孔发生率为 0.02%～8%。45%～60% 的医源性穿孔发生在肠镜操作过程中，其余常在肠镜检查结束后患者出现临床症状和体征而被发现。肠道穿孔可导致继发性腹膜炎，医源性穿孔如果处理延迟，相关死亡率高达 5%～25%。一项 Meta 分析显示肠镜最常见的并发症为消化道穿孔、延迟性出血和死亡，发生率分别为 0.05%、0.26% 和 0.0029%，其他包括腹胀、腹痛、黏膜损伤等。近些年，随着肠镜培训的变革和设备的更新，肠镜相关并发症发生率正在下降。内镜医师要重视和总结肠镜并发症的处理，提升肠镜检查和治疗的安全性。

（二）下消化道内镜检查基本流程

完善肠道准备的前提下，轻柔插入内镜、通过旋拉内镜，采用轴保持短缩法到达回盲部，操作中避免暴力进镜和过度注气增加患者的痛苦和操作风险。对于临床可疑克罗恩病、肠结核患者需要进入末端回肠进行检查和活检。内镜外撤时充分吸引粪水和适量注气，退镜时仔细观察肠道病变和活检部位。

（三）下消化道内镜检查常见并发症

1. 轻微并发症及处理

部分患者在下消化道内镜检查后会主诉腹痛、腹胀，内镜检查中应避免过多注气，退镜观察时尽量吸尽已观察肠段的气体。患者腹痛、腹胀明显，医生可对患者进行查体，如无明显压痛、反跳痛，可让患者行走促进排气并对患者进行解释和安慰。部分患者因为肠道准备长期未进食，内镜检查时会出现低血糖的症状，可让患者及时含糖，待症状缓解后方可离院。

2. 使用镇静药导致的并发症及处理

心肺疾病导致约 50% 的内镜诊断操作相关并发症发生。与过度镇静有关的并发症包括急性心肌梗死、心律失常、呼吸抑制、血管迷走神经发作、低血压、吸入性肺炎（图 2-5）、哮喘和休克等。

3. 感染及处理

肠镜检查极少出现肠道感染。严格遵守规范化的内镜消毒流程，避免细菌或病毒感染。尽管细菌可在高达 4% 的肠镜上瞬时存活，无论是否进行肠镜下息肉切除，实际上出现感染的症状和体征极少。没有直接的证

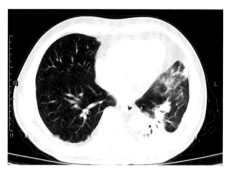

▲ 图 2-5　患者食管裂孔疝病史，静脉麻醉行下消化道内镜检查时液体反流误吸，继发吸入性肺炎

据表明感染与肠镜检查相关；在肠镜检查前预防性服用抗生素也没有保护性的作用，因此，目前指南不推荐在肠镜检查前使用抗生素。

4. 出血及处理

在患者没有凝血功能障碍、血小板减少或肠道血管静脉曲张的情况下，黏膜或病变活检后出血很少需要进行干预、处理。进镜导致肠黏膜破损、黏膜活动性出血，可用金属夹进行创面封闭、止血。在心脑血管疾病的患者中，因使用抗血小板药进行二级预防，或者因血管支架需服用双重抗血小板药（DAPT 包括阿司匹林、氯吡格雷、普拉格雷、替格瑞洛），心脏瓣膜手术高血栓风险患者使用直接口服抗凝血药（DOAC 包括达比加群、利伐沙班、阿哌沙班、依度沙班）、华法林等进行治疗。根据亚太指南共识，常规

下消化道检查及诊断性内镜活检无须停用抗血小板药或抗凝血药。对于服用双抗患者，不推荐同时暂停两种抗血小板药。服用华法林的患者内镜前一周检查 INR，如果 INR 在治疗范围内　则持续常规每天用药。如果 INR 超过了治疗范围但是 < 5，则降低每日剂量直到恢复到治疗范围。对于诊断性操作和活检患者不需要暂停 DOAC。

对于严重危及生命的出血在内镜检查前需暂停阿司匹林；在内镜止血后（3～5 天）尽早恢复阿司匹林。治疗伴 INR > 2.5 的危及生命的出血，处理措施：停用华法林以促进止血，使用含有 4 种凝血因子的凝血酶原复合物加低剂量维生素 K，无须等待 INR 正常化而延迟内镜诊断。对于急性冠脉综合征，有冠状动脉支架或药物洗脱支架的患者需与心脏病专家讨论，不建议同时暂停两种抗血小板药；使用质子泵抑制药和 DAPT 的患者，继续服用阿司匹林，暂停氯吡格雷；使用药物洗脱支架患者，内镜止血后 5 天内恢复应用 P2Y12 受体抑制药。

5. 穿孔及处理

下消化道内镜检查并发的穿孔发生率约为 0.05%。穿孔最易发生在乙状结肠或结肠薄弱部位（如憩室、解剖结构改变、肠腔占位性病变导致

肠腔狭窄或梗阻），当内镜盲目推进，视野不清时导致穿孔发生。低蛋白血症患者肠壁水肿或者腹腔有多发转移性病灶、肠粘连病史患者即使行诊断性检查也容易发生穿孔。由于结肠肠壁较薄，一旦发生穿孔，肠腔内容物漏入腹腔，易引发严重的腹膜炎，危险性极高，必须迅速处理。此时穿孔面及周边的黏膜水肿并不明显，可以选择金属夹关闭穿孔部位或金属夹联合尼龙绳缝合（图2-6），有条件应更换为二氧化碳注气。

肠道穿孔临床表现为剧烈腹痛、板状腹、皮下气肿，X线或CT检查可见膈下游离气体。肠镜检查过程中和结束后，通过仔细的内镜检查和查体，可以早期识别不良事件。如果患者出现体征或症状，应及时进行腹部X线或腹部CT检查评估是否存在穿孔。早期识别和快速处理可以减少穿孔相关的并发症、缩短患者住院时间并降低死亡率。术中穿孔可用金属夹封闭，对所有怀疑和确诊穿孔的患者必须密切监护生命体征，予以禁食、胃肠减压、补液、静脉应用广谱抗生素抗感染等对症支持治疗。

肠道穿孔内镜治疗的前提条件：早期识别（检查中或结束后即刻）、破损较小、肠道内容物没有或很少进入腹腔，并请经验丰富的内镜医师接手进行金属夹闭合或金属夹联合尼龙绳缝合创面。如内镜夹闭后症状持续不缓解或大穿孔无法闭合者应立即转手术治疗。如果内镜修补失败，发现穿孔时机延迟，穿孔超过4h未进行内镜修补，以及出血和感染性腹膜炎情况的患者应进行急诊手术治疗。

6.罕见并发症及处理

(1)动脉夹层破裂：患者进行未麻醉肠镜检查时，由于腹肌紧张过

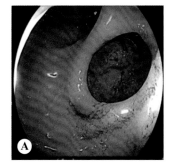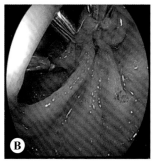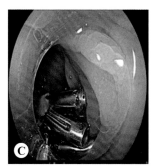

▲ 图2-6 肠镜检查中憩室穿孔

更换二氧化碳注气，立即在内镜下用金属夹联合尼龙绳缝合创面

度用力，检查后出现剧烈腹痛、血压升高。急诊就诊影像学检查发现腹主动脉夹层破裂，立即进行主动脉血管支架置入手术。患者既往无相关病史，所以在临床问诊中很难排查。对于既往有主动脉夹层或者动脉瘤病史而必须要做肠镜检查的患者操作时一定要更加轻柔。

（2）肠系膜撕裂：肠系膜撕裂为肠镜检查中极少发生的并发症。肠镜检查中对肠管进行牵拉引起的肠系膜损伤。未麻醉状态下，患者感觉明显腹痛，可引起操作者注意；麻醉状态下，患者无疼痛感觉，比较容易出现肠系膜撕裂等并发症。肠镜检查术后患者出现阵发性腹痛，体温升高。影像学检查未见游离气体，可见下腹部盆腔内积液。可予以抗炎、止血、补液等对症支持治疗，积液量多可考虑腹腔穿刺引流。如果患者出现严重低血容量性症状，考虑腹腔内大出血可能，应立即进行紧急手术做剖腹探查修补。

（3）消毒剂相关肠炎：戊二醛是肠镜消毒的常用消毒剂，有病例报道因肠镜清洗后消毒液残留导致肠黏膜炎症，继发戊二醛相关缺血性肠炎（图2-7）。

（四）总结

下消化道内镜检查是一项安全

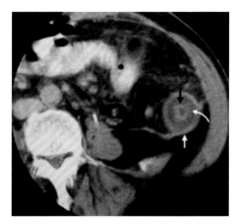

▲ 图2-7　戊二醛消毒剂导致缺血性肠炎，腹部 CT 可见高低高三层结构靶征

可靠的诊断方法，但仍是一种侵入性检查，在困难操作患者中会出现相应的并发症和风险。为了安全、熟练地应用下消化道技术，降低操作风险，医生在检查前需评估患者的适应证、合并疾病，以及对患者凝血功能进行风险评估；检查中轻柔操作，切不可强行、暴力进镜，做好医护配合；检查后如出现并发症风险，及时使用相应设施进行快速诊断，并在并发症发生时与患者和家属进行明确和迅速的解释和有效沟通。在临床工作中，医护充分认识下消化道内镜检查的相关风险，有效执行诊疗规范，会大大降低下消化道内镜检查风险的发生率，使患者受益。

（刘　磊）

三、胶囊内镜检查

（一）概述

人体小肠全长 5～7m，一直以来都是传统电子胃肠镜检查的盲区，而其他传统影像学检查（如小肠钡剂灌肠）或推进式小肠镜等检查方法诊断阳性率低，因此小肠一度被认为是消化道检查的盲区。1999 年以色列的光电学工程师 Gavril J. Iddan 和英国伦敦大学的 Paul Swain 教授共同成功研发世界上第一颗无线胶囊内镜（video capsule endoscopy，VCE）。这一里程碑式的发明使得消化内镜直接观察全小肠黏膜成为可能，并由此揭开了小肠疾病诊治的新纪元。

随着科学技术的不断发展与进步，胶囊内镜的拍摄像素、尺寸大小、电池续航、用途拓展等也紧跟临床需求而日臻完善，其检查种类也从最先研制的小肠胶囊内镜，逐步发展至食管胶囊内镜、胃胶囊镜及结肠胶囊内镜，真正实现了使用胶囊内镜即可进行全消化道检查。

胶囊内镜作为一种非侵入性无创检查，具有无痛、安全、卫生、患者耐受性良好等优点。检查并发症发生率很低，可能发生的并发症主要有吞咽功能障碍引起的胶囊吞咽困难、误吸导致的胶囊误入气道、胃肠道转运困难或器质性病变导致

胶囊滞留于消化道内排出困难，少数患者可引起肠梗阻。胶囊内镜导致小肠穿孔者较为罕见。

（二）胶囊内镜的禁忌证

目前临床使用的胶囊内镜可分为磁控胶囊胃镜、小肠胶囊内镜及结肠胶囊内镜。不同用途的胶囊有其各自的适应证，但禁忌证却基本相同。临床医师应严格掌握操作规范以减少潜在并发症的发生。

1. 相对禁忌证

(1) 已知或怀疑胃肠道梗阻、狭窄及瘘管。

(2) 吞咽功能障碍者。

2. 绝对禁忌证

(1) 无手术条件或拒绝接受任何腹部手术者（包括内镜手术）。

(2) 体内有心脏起搏器、电子耳蜗、药物灌注泵、神经刺激器等电子装置或磁性金属物，但除外磁共振成像兼容型产品（此条特指磁控胶囊内镜）。

(3) 身体状态或精神心理原因不能配合检查者。

(4) 妊娠期女性。

（三）胶囊内镜检查的常见并发症及处理

1. 吞咽功能障碍与误吸及处理

一般情况下，成人很少发生吞

咽困难。但由于心理或精神因素可导致部分患者不能或拒绝吞下胶囊。而食管狭窄、憩室、食管蹼或食管环等生理或病理性因素，也可能导致吞咽困难。

在接受胶囊内镜检查的儿科患者中，年龄＜8岁的儿童很少能顺利吞咽药片，更别说胶囊内镜了。因此为防止胶囊损失（当胶囊从包装中取出时电池即被激活），可在检查前先训练患儿吞咽类似大小的维生素片或软糖以确保检查时患儿能顺利吞咽胶囊内镜。

胶囊误吸是一种潜在的严重不良事件。最近的一篇综述报道胶囊总体误吸率为0.1%。尽管研究已明确胶囊内镜检查在老年患者中是安全的，但已报道的胶囊内镜误吸事件还是主要存在于老年患者中（约90%）。

因此，在准备进行胶囊内镜检查前，内镜医生必须对患者的病史进行详细询问，排查其潜在的吞咽功能障碍。对于无法吞咽胶囊内镜或误吸风险高、但确需胶囊内镜检查者，可采用电子胃镜辅助下，使用外套管或使用网篮、异物回收装置等方法将胶囊投送入患者消化道。

对于有口咽吞咽障碍、吞咽困难的患者，可能因无法充分吞咽导致胶囊错位进入梨状窝，甚至极少数可能会出现误吸入气道。绝大多数患者可在极短时间内迅速咳出胶囊，但极少数可以引起呼吸困难或更为严重的后果。实时监控胶囊内镜图像可帮助内镜医师准确判断胶囊到达消化道的具体部位。一旦出现胶囊内镜滞留于呼吸道，则需要行紧急支气管镜检查以取出胶囊。

2.胶囊内镜滞留及处理

胶囊内镜滞留的定义为：胶囊内镜留存于体内超过2周仍未排出体外者判断为胶囊内镜滞留。

正常情况下，受检者吞服胶囊内镜平均72h后均能顺利通过消化道排出体外。如果记录到胶囊已到达结肠，则可基本排除胶囊滞留（结肠滞留情况占所有滞留的1%以下）。若超过2周未见胶囊排出者，建议进行腹部X线检查。该方法简便无创且可重复操作，是确定胶囊滞留的首选检查方法。

胶囊内镜滞留通常与功能性、生理性和病理性因素相关。消化道生理性狭窄、解剖学变异或胃肠蠕动功能障碍者，可能会导致胶囊在消化道内的移行时间延长。而病理性因素如消化道狭窄、憩室、消化道手术导致解剖学改变可能导致胶囊通过障碍或进入异常部位。

胶囊内镜检查的滞留率大致在1.4%。胶囊滞留的发生大多与受检病种相关。可疑IBD患者胶囊内镜滞留率为 0%～1.3%，而确诊的 IBD 患者滞留率则上升为 5.2%～13%。另外，在可疑小肠肿瘤、非甾体抗炎药使用者及腹盆腔放射治疗患者中，胶囊滞留率也较高。

胶囊内镜滞留通常缺乏症状。胶囊可无症状滞留人体内数月甚至数年。最近的一项研究中，104 例胶囊滞留中只有 2 例（1.9%）发展为有症状的肠梗阻。

鉴于胶囊内镜在小肠滞留是胶囊内镜检查最重要的并发症，因此对于已知或怀疑小肠狭窄的患者，若必须行胶囊内镜检查，可根据患者情况先行影像学检查或探路胶囊检查以降低胶囊内镜滞留的风险。

对于胃肠运动能力差或长期使用麻醉药的患者，建议检查开始一小时内确认胶囊到达小肠，以保证胶囊在电池续航时间内完成全小肠检查。临床可采用胃肠动力药（如多潘立酮或甲氧氯普胺等）促进胃肠蠕动或胃镜下器械辅助干预帮助胶囊进入小肠。

对于检查结束后出现的无症状胶囊滞留，建议先行随访观察，不需要立刻取出。可先采用药物干预，如促胃肠动力药加快胃肠蠕动，加速对胶囊的排出。

如果滞留时间过长，临床确需取出胶囊，可以采用以下治疗方法。

(1) 药物治疗：IBD 患者，可考虑使用皮质类固醇药物治疗以促进胶囊排出。这种有针对性的治疗可促使高达 20%～30% 的胶囊滞留患者得到缓解。

(2) 双气囊小肠镜取出：一般采用经口进镜法，必要时可以用气囊扩张小肠狭窄处。双气囊小肠镜被证明在实现胶囊回收方面非常有效（90%～100% 的病例可以解决），因此可以减少手术的需求。

(3) 手术治疗：当临床有手术指征或内镜取出胶囊失败时，可通过手术取出胶囊和（或）治疗潜在疾病。对于肿瘤性病例的胶囊内镜滞留，外科手术则是首选。

3. 急性肠梗阻和肠穿孔及处理

如出现急性肠梗阻或肠穿孔，应及时行双气囊小肠镜或外科手术取出滞留胶囊。

（四）典型病例分析

77 岁，男性患者，因急性心肌梗死于心内科行冠脉支架置入术后，服用阿司匹林及氯吡格雷 1 周后出现黑粪。为进一步明确出血病因，行胶囊内镜检查。第一次胶囊内镜检查时，胶囊滞留于会厌上方 11h（图 2-8A），导致检查失败，但患者在此期间无任何不适主诉。第二次检查患者吞咽胶囊时，胶囊被误吸入气管内（图 2-8B 和 C）。经患者剧烈咳嗽后，将胶囊咳出气道外。随后胶囊被重新吞咽后顺利进入胃腔。

（五）总结

胶囊内镜检查作为一种方便、有效的消化道内镜检查技术，其安全性好，并发症少。检查前医师应通过详细的病史询问最大限度地减少并发症的发生率。患者因吞咽困难导致无法咽下胶囊时，可通过胃镜下器械辅助将胶囊送入消化道。若一旦出现误吸入气道，则需要紧急支气管镜检查并取出胶囊。胶囊滞留是胶囊内镜检查中最常见的并发症，虽然大多数情况下可无临床症状，但极少数会发生急性肠梗阻或肠穿孔。临床应根据胶囊内镜检查结果，采用药物、双气囊小肠镜或外科手术的方法取出滞留胶囊。

（褚　晔）

四、消化道支架置入术

（一）概述

内镜下支架置入术是利用内镜在梗阻、狭窄或有瘘口的消化道内放置支架以重建消化道畅通性及完整性的内镜技术。目前消化道支架常用的材质是镍钛合金，具有自行扩张、富有弹性、柔软性及高度记忆性等优点，镍钛合金在 0～10℃的环境中支架为软化状态，在一定范围内可改变形状，易于放入置入器中。在人体内（环境温度＞33℃）将支架由置入器中放出，可逐步恢复形状。支架产生持续柔和的径向扩张力，作用在消化道内壁上，使狭窄部位逐步扩张并恢复通畅。按置入部位消化道支架分为食管支架、十二指肠支架及结直肠支架，按功能又可分为可回收支架、覆膜防反流支架、胃底瘘口封堵支架等，可回收支架为全覆膜并且覆膜部位超

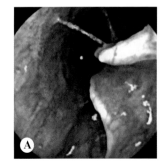
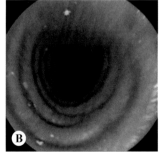
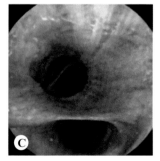

▲ 图 2-8　77 岁，男性患者，胶囊内镜检查

过支架两端以减少刺激性增生便于回收，回收线位于支架口侧缘，通过钩拉可以缩小头端便于取出；覆膜防反流支架是在食管覆膜支架的基础上，增加了防反流瓣膜，能模拟贲门的作用，减少胃食管反流的发生；胃底堵瘘支架具有独特的蘑菇状伞部，与胃底部胃壁贴合紧密，有效防止胃内容物通过瘘口反流进入胸腔；双蘑菇状支架体部（食管部）与食管接触面积更大，固定稳定；也可根据狭窄或瘘口的具体情况进行定制。不同部位的消化道支架有不同的规格，根据狭窄或梗阻部位及长度选择不同规格的支架。

（二）消化道支架置入术的适应证及基本操作流程

1. 消化道支架置入术的适应证

(1) 无法手术切除的原发或复发性恶性肿瘤所致消化道狭窄。

(2) 良性疾病所致消化道狭窄。

(3) 术后吻合口狭窄或吻合口瘘。

(4) 内镜治疗后瘢痕性狭窄。

(5) 食管气管瘘。

2. 消化道支架置入术的术前准备

(1) 先进行常规内镜检查，在狭窄处直接或者通过造影导管注入对比剂，在 X 线透视下了解狭窄的长度。

(2) 在狭窄或瘘口的近端通过注射针将对比剂注射入黏膜下层，完成 X 线下可视的标记。

(3) X 线透视下，通过内镜孔道留置导丝至狭窄远端，并退出内镜。

(4) 根据造影结果选择合适的支架，在 X 线透视下循导丝将支架推送至病变部位，一般支架两端超过病变两侧 2～3cm。置入完成后、拔出支架内芯。

(5) 再次进入内镜，了解支架位置及扩张情况。退镜后 X 线下再次确认支架位置。

（三）消化道支架置入术相关并发症及处理

消化道支架置入是比较成熟的内镜技术，临床应用较为广泛，但其也存在许多不良反应。欧洲内镜协会 2021 年食管支架置入指南显示，全覆膜支架的不良反应为 21%；结肠支架置入术后的不良反应发生率 < 10%，而十二指肠支架置入后的并发症发生率较高，为 31%～41%。消化道支架置入的不良反应有支架移位或脱落、消化道再狭窄、疼痛或异物感、出血、穿孔、呼吸困难及胃食管反流等。其中以支架移位、疼痛较为常见，但也有极少数患者出现肠穿孔，甚至引发食管主动脉瘘等严重并发症。因此根据患者病情，进行多学科讨论，严格把握支

架置入的适应证非常重要。美国胃肠协会专家共识意见指出，对于可切除的食管癌并不推荐术前常规行食管支架置入，因为其并发症发生率较高并且降低了 R_0 切除率；对于胃十二指肠流出道恶性梗阻的患者，如果预期生存超过 2 个月的建议优先考虑腹腔镜下行空肠造口术，再考虑行金属支架置入；对于结肠恶性梗阻的患者，术前置入金属支架可以作为解除肠道梗阻的有效方法，并能实现一期外科手术切除；对于不能手术切除的结肠恶性梗阻患者，置入金属支架也是一种合理有效的方法。

1. 支架移位或脱落

据报道支架移位是较常见的并发症，发生率为 10%～26%，覆膜支架较金属裸支架发生移位率更高（25%～32%）。术前支架选择不当，如支架直径及长度与病灶长度及狭窄程度不适宜，术中狭窄段扩张过度、定位不准及术后饮食不当等均是造成支架移位的原因。如支架发生移位或脱落，可用内镜在 X 线下进行调整或取出，也可放置直径较大的支架或采用挂线法防止支架下移。如上消化道支架脱落进入小肠腔应采用手术取出，否则有穿孔风险。

2. 疼痛

多数患者在放置支架后均有不同程度的疼痛或不适，特别是食管支架置入术后，一般在支架完全膨开后，患者慢慢耐受，疼痛症状会逐渐好转至消失。疼痛的原因可能是支架在膨胀过程中组织受到张力，另外在解剖上，食管上端对疼痛比较敏感，而食管下段容易反流导致黏膜糜烂出现烧灼痛。因此上段食管应尽量选择直径偏小的、柔软性好的支架，而下段食管或贲门处多选择防反流支架。如疼痛症状严重者在排除并发症后，可以口服止痛药缓解症状。如不能耐受疼痛，必要时可行支架取出。

3. 再狭窄

放置支架后也可能再次出现狭窄，一方面覆膜支架两端或者裸支架使食管黏膜受到压迫及刺激，形成肉芽组织增生及纤维化；另一方面肿瘤组织向支架内生长也能造成管腔的再狭窄。覆膜部分超出支架两端可以减少肉芽组织增生，有研究显示良性狭窄置入覆膜支架后肉芽组织增生常发生在 2 个月后，因此对于良性狭窄的患者应于支架置入后 2～3 个月进行取出。十二指肠支架较其他部位支架直径更小更易发生狭窄，术后要嘱咐患者少渣饮食。一旦发生管腔狭窄，可予以探条或气囊扩张、内镜下采用微波、激光、氩离子凝固术（argon plasma coagulation，APC）治疗，无效者可在支架内再置入全覆膜金属支架。目前对于良性狭窄有生物可降解支架或药物洗脱支架可供选择，生物可降解支架与体内的组织具有良好的相容性，对组织的刺激性小，局部发生炎症反应较轻，同时支架在体内能够降解，避免了取出支架；研究显示药物洗脱支架亦可阻止肉芽组织增生。

4. 出血

出血是支架置入术后的常见并发症，但致命性出血出现概率小，研究显示支架置入术后消化道出血率为11.7%~30.8%。出血原因包括支架部位纵隔炎症反应、支架穿透食管外膜、局部侵蚀周围血管。有食管支架至食管主动脉瘘的病例报道，这样的情况一旦发生死亡率极高。另外，放射治疗后也是导致食管支架出血的重要危险因素，且接受放射线剂量越多并发症越多。一旦出血，根据出血量予以相应处理，出血量小者，予以口服或静脉输注止血药、局部止血（喷洒止血药、去甲肾上腺素、激光、APC等）；出血量较大者，可尝试球囊压迫，或者置入另一根覆膜支架进行压迫，也可尝试动脉栓塞，必要时采取手术治疗。

5. 穿孔

消化道支架置入后出现穿孔或慢性瘘者不多见，结肠支架较其他部位稍常见，其发生率在1%~5%，患者会出现腹膜炎症状，一旦穿孔患者死亡率高达16.2%；食管支架置入后可出现慢性穿孔并形成食管气管瘘，这主要由于支架可压迫气管环状软骨，加上患者营养不良，损伤不能及时修复出现瘘口，患者在进食水或食物后出现呛咳。一旦出现急性穿孔，需要外科手术干预，如慢性穿孔形成瘘口，可考虑再次置入覆膜支架封闭瘘口或手术治疗。近年也有报道使用内镜缝合装置（over-the-scope clip system，OTSC）进行瘘口封闭的报道。

6. 胃食管反流

食管下段近贲门或贲门处置放支架者会因贲门扩张造成抗反流作用下降或丧失，导致胃酸反流，引起反流性食管炎症状，甚至导致肉芽组织增生，产生再狭窄。防反流支架可以减少该不良反应的发生，术后常规服用抑酸药及促进胃肠动力药4~8个月，亦可减轻患者的症状。

7. 呼吸困难

食管支架置入术后极少部分患者会出现呼吸困难，主要原因是支架完全膨胀后压迫气管导致呼吸困难。术前选择合适的支架可以有效避免该不良反应；但部分晚期食管癌患者因肿瘤向周围侵犯导致气管后壁受侵出现狭窄，或者食管癌大剂量放射治疗后气管软骨出现变性坏死塌陷，引起吸气相气管狭窄，这些患者单置入食管支架后容易出现呼吸困难，可先放置气管支架解决这一问题。如患者症状仍无法改善，必要时只能拔出支架。

（四）典型病例分析

病例 1：60 岁男性，因食管癌吞咽困难行食管支架置入术，术后1个月患者出现黑粪，行内镜检查发现食管腔有血迹，遂行支架拔出，反复用冰肾上腺素液冲洗后，出血止（图 2-9）。

病例 2：54 岁女性，因隧道内ESD 术后食管创面无法缝合放置食管支架（图 2-10A），术后 2 个月复查胃镜发现食管支架脱落入胃腔（图 2-10B 和 C），以异物钳取出。

病例 3：55 岁男性，因胰腺癌十二指肠梗阻放置十二指肠支架（图 2-11A 和 B），3 个月后患者再次出现呕吐。行内镜检查发现支架内较多食物纤维堵塞（图 2-11C），遂再原支架内再次置入十二指肠金属支架（图 2-11D 和 E）。

（五）总结

消化道支架放置操作简单，疗效可靠，能快速解除因消化道狭窄、梗阻或者瘘所致的营养摄入障碍，

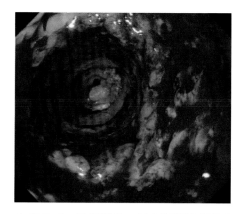

▲ 图 2-9　60 岁男性，因食管癌吞咽困难行食管支架置入术，拔除支架后反复以肾上腺液冲洗，出血止

使患者体质恢复，为进一步治疗创造条件。但消化道支架置入术后并发症发生率也较高，因此术前应严格掌握手术指征，根据患者病变部位选择合适的支架，方能有效预防并发症的发生。此外，操作者应充分了解该技术可能的并发症，一旦出现应积极处理。

（安　薇）

五、典型病例分析

（一）胃镜检查并发症

59 岁男性，因上腹不适 1 个月行普通胃镜检查，在检查过程中患者恶心、呕吐反应剧烈，内镜下发现胃腔内有血迹，贲门两处纵行裂

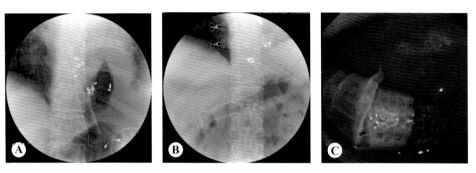

▲ 图 2-10 54 岁女性,因隧道内 ESD 术后食管创面未闭合放置食管支架。2 个月复查 X 线及胃镜,见支架脱入胃腔

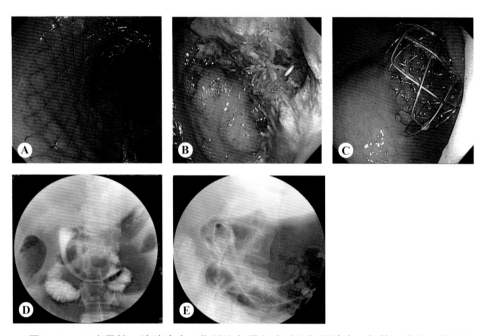

▲ 图 2-11 55 岁男性,胰腺癌十二指肠支架置入术后支架再狭窄,行第二次十二指肠支架置入

A. 第一次的支架置入;B. 第一次支架堵塞;C 至 E. 第二次支架置入

口(图 2-12),用稀释的肾上腺素生理盐水溶液冲洗后,无活动性渗血。嘱患者当日温凉流质饮食,予以质子泵抑制药口服治疗并随访,患者后续无活动性出血。

(二)结肠镜检查并发症

病例 1:60 岁男性,因结肠镜检查发现乙状结肠息肉,拟行内镜下治疗,进镜过程中发现乙状结肠扭

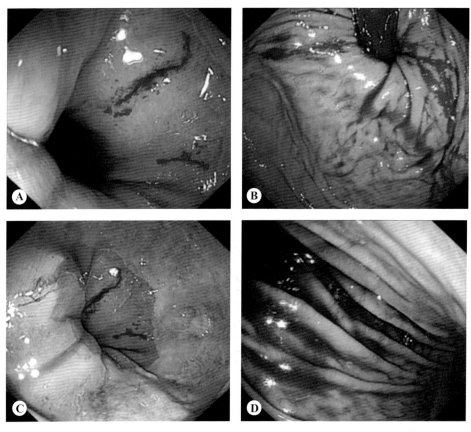

▲ 图 2-12　贲门可见纵行裂口，长约 **1.2cm**、**0.6cm**，胃底、腔可见暗红色血迹

曲明显，进镜较困难，进镜中发现距肛门 20cm 见疑似穿孔（图 2-13），约 1.5cm×1.2cm，周围有少量渗血，吸气后退镜，转外科急诊手术。

病例 2：70 岁女性，因慢性便秘行普通结肠镜检查，单人结肠镜进镜至肝曲时发现吃镜明显，难以取直镜身至升结肠，反复变化体位及手法辅助后进入升结肠，退镜时发现距肛门 20cm 处可见一黏膜血肿，无活动性出血（图 2-14），考虑进镜

起襻过程中乙状结肠局部受力明显，局部黏膜轻度损伤所致。

（三）内镜检查镇静麻醉并发症

60 岁男性，行静脉麻醉下结肠镜下息肉治疗，检查过程中出现呛咳，清醒后患者出现左侧胸痛，吸气后明显，予以急诊行胸部 CT 检查，发现有吸入性肺炎改变（图 2-15）。

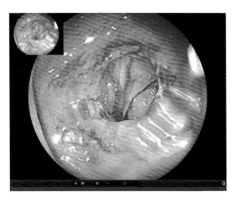

▲ 图 2-13 内镜下可见肠黏膜缺失，外周可见大网膜

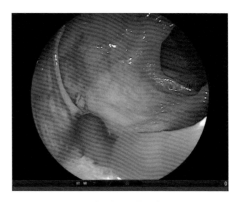

▲ 图 2-14 乙状结肠黏膜损伤，局部可见血凝块

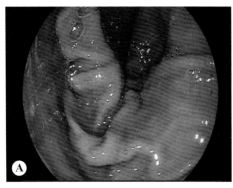

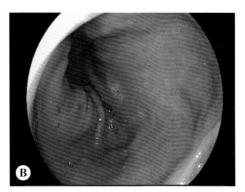

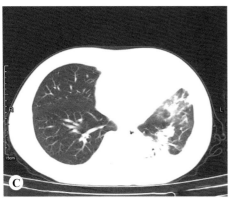

◀ 图 2-15 该患者本次治疗前胃镜检查提示贲门松弛，存在食管裂孔疝，本次结肠镜下治疗出现误吸，导致吸入性肺炎

（顾于蓓）

参考文献

[1] Spaander MCW, van der Bogt RD, Baron TH, et al. Esophageal stenting for benign and malignant disease:European Society of Gastrointestinal Endoscopy (ESGE) Guideline-Update 2021. Endoscopy, 2021, 53(7):751-762.

[2] Ohki T, Yoshida S, Yamamoto M, et al. Determining the difference in the efficacy and safety of self-expandable metallic stents as a bridge to surgery for obstructive colon cancer among patients in the CROSS 0 group and those in the CROSS 1 or 2 group:a pooled analysis of data from two Japanese prospective multicenter trials. Surg Today, 2020, 50(9):984-994.

[3] Kim JW, Jeong JB, Lee KL, et al. Comparison between uncovered and covered self-expandable metal stent placement in malignant duodenal obstruction. World J Gastroenterol, 2015, 21(5):1580-1587.

[4] 张澍田，杨郝李. 食管良性狭窄金属支架置入术后合并症分析. 首都医科大学学报，2014, 35(5):621-625.

[5] Ahmed O, Lee JH, Thompson CC, et al. AGA clinical practice update on the optimal management of the malignant alimentary tract obstruction:Expert review. Clin Gastroenterol Hepatol, 2021, 19(9):1780-1788.

[6] 孙杰刘，王邦茂，张庆瑜，等. 内镜下支架置入术治疗消化道狭窄273例. 世界华人消化杂志, 2011, 19(6):644-649.

[7] Cetinkaya E, Dogrul AB, Tirnaksiz MB. Role of self expandable stents in management of colorectal cancers. World J Gastrointest Oncol, 2016, 8(1):113-120.

[8] Fugazza A, Lamonaca L, Mercante G, et al. The worst adverse event for an endoscopist after esophageal stent placement:an aortoesophageal fistula. Endoscopy, 2021, 54(2):E44-E45.

[9] Rodrigues-Pinto E, Ferreira-Silva J, Sousa-Pinto B, et al. Self-expandable metal stents in esophageal cancer before preoperative neoadjuvant therapy:efficacy, safety, and long-term outcomes. Surg Endosc, 2021, 35(9):5130-5139.

[10] Watt AM, Faragher IG, Griffin TT, et al. Self-expanding metallic stents for relieving malignant colorectal obstruction:a systematic review. Ann Surg, 2007, 246(1):24-30.

[11] Fuccio L, Hassan C, Frazzoni L, et al. Clinical outcomes following stent placement in refractory benign esophageal stricture:a systematic review and meta-analysis. Endoscopy, 2016, 48(2):141-148.

[12] van Boeckel PG, Sijbring A, Vleggaar FP, et al. Systematic review:temporary stent placement for benign rupture or anastomotic leak of the oesophagus. Aliment Pharmacol Ther, 2011, 33(12):1292-1301.

[13] 申斌，李长军，赵永福，等. 食管支架置入术后并发症及防治. 肿瘤基础与临床，2011, 24(4):317-319.

[14] 黄丽静. 晚期食管癌食管支架置入术患者55例并发症分析. 临床合理用药, 2018, 11(5):158-159.

[15] Schembre D. Advances in esophageal stenting:the evolution of fully covered stents for malignant and benign disease. Adv Ther, 2010, 27(7):413-425.

[16] Ohno A, Kaku T, Hijioka M, et al. Argon plasma coagulation performed as a treatment for restenosis after placement of two duodenal self-expandable metallic stents. Endoscopy, 2021, 53(7):E240-E241.

[17] Um SJ, Park BH, Son C. An aortoesophageal fistula in patient with lung cancer after chemo-irradiation and subsequent esophageal stent implantation. J Thorac Oncol, 2009, 4(2):263-265.

[18] Matsumoto K, Hayashi A, Yashima K, et al. Late complications of self-expandable metallic stent placement for malignant gastric outlet obstruction. Intern Med, 2014, 53(24):2773-2775.

[19] Elphick DA, Smith BA, Bagshaw J, et al.

Self-expanding metal stents in the palliation of malignant dysphagia:outcome analysis in 100 consecutive patients. Dis Esophagus, 2005, 18(2):93-95.

[20] Matsuzawa T, Ishida H, Yoshida S, et al. A Japanese prospective multicenter study of self-expandable metal stent placement for malignant colorectal obstruction:short-term safety and efficacy within 7 days of stent procedure in 513 cases. Gastrointest Endosc, 2015, 82(4):697-707 e1.

[21] Lee JH, Emelogu I, Kukreja K, et al. Safety and efficacy of metal stents for malignant colonic obstruction in patients treated with bevacizumab. Gastrointest Endosc, 2019, 90(1):116-124.

[22] Silvis S E, Nebel O, Rogers G, et al. Endoscopic complications. Results of the 1974 American Society for Gastrointestinal Endoscopy Survey. Jama, 1976, 235(9):928-930.

[23] Wolfsen HC, Hemminger LL, Achem SR, et al. Complications of endoscopy of the upper gastrointestinal tract:a single-center experience. Mayo Clin Proc, 2004, 79(10):1264-1267.

[24] Dunkin Brian J. Complications of upper gastrointestinal endoscopy//Dunkin Brian J. The SAGES Manual. Berlin: Springer, 2006:617-630.

[25] Lee CT, Huang SP, Cheng TY, et al. Factors associated with myocardial infarction after emergency endoscopy for upper gastrointestinal bleeding in high-risk patients:a prospective observational study. Am J Emerg Med, 2007, 25(1):49-52.

[26] McCafferty CE, Aghajani MJ, Abi-Hanna D, et al. An update on gastrointestinal endoscopy-associated infections and their contributing factors. Ann Clin Microbiol Antimicrob, 2018, 17(1):36.

[27] Bramble MG, Ironside JW. Creutzfeldt-Jakob disease:implications for gastroenterology. Gut, 2002, 50(6):888-890.

[28] Johnston ER, Habib-Bein N, Dueker JM, et al. Risk of bacterial exposure to the endoscopist's face during endoscopy. Gastrointest Endosc, 2019, 89(4):818-824.

[29] Schlosser T, Piechotta P, Karlas T. A life-threatening complication of upper endoscopy. Gastroenterology, 2021, 160(3):e1-e2.

[30] Montalvo RD, Lee M. Retrospective analysis of iatrogenic Mallory-Weiss tears occurring during upper gastrointestinal endoscopy. Hepatogastroenterology, 1996, 43(7):174-177.

[31] Chu DZ, Shivshanker K, Stroehlein JR, et al. Thrombocytopenia and gastrointestinal hemorrhage in the cancer patient:prevalence of unmasked lesions. Gastrointest Endosc, 1983, 29(4):269-272.

[32] Vetch AM, Radaelli F, Alikhan R, et al. Endoscopy in patients on antiplatelet or anticoagulant therapy:British Society of Gastroenterology (BSG) and European Society of Gastrointestinal Endoscopy (ESGE) guideline update. Gut, 2021, 53(9):947-969.

[33] Cohen M S, Kaufman AB, Palazzo J P, et al. An audit of endoscopic complications in adult eosinophilic esophagitis. Clin Gastroenterol Hepatol, 2007, 5(10):1149-1153.

[34] Paspatis GA, Arvanitakis M, Dumonceau JM, et al. Diagnosis and management of iatrogenic endoscopic perforations:European Society of Gastrointestinal Endoscopy(ESGE)Position Statement - Update 2020. Endoscopy, 2020, 52(9):792-810.

[35] Pregun I, Zágoni T, Péter A, et al. Rare complication of upper gastrointestinal endoscopy:doubled-back endoscope in the esophagus. Endoscopy, 2008, 40 (s2):E48.

[36] Döbrönte Z, Barta M. Impacted duodenoscope removed with the aid of a second endoscope. Endoscopy, 1989, 21(4):195.

[37] Oricchio M, Dorelo R, Bachini JP, et al. Tako-tsubo cardiomyopathy following gastroscopy:a complication to consider. Endoscopy, 2020, 52(4):e140-e141.

[38] Sharkey SW. A clinical perspective of the Takotsubo syndrome. Heart Fail Clin, 2016, 12(4):507-520.

[39] Glover H, Khan MI, Manoj K. An unusual

adverse event of EGD. Gastrointest Endosc, 2020, 91(3):707-708.

[40] Lau SY, Murray JD, Campbell I. Unusual complication of gastroscopy. ANZ J Surg, 2013, 83(9):694.

[41] de'Angelis N, Di Saverio S, Chiara O, et al. 2017 WSES guidelines for the management of iatrogenic colonoscopy perforation. World J Emerg Surg, 2018, 13:5.

[42] Reumkens A, Rondagh EJ, Bakker CM, et al. Post-colonoscopy complications:A systematic review, time trends, and Meta-analysis of population-based studies.Am J Gastroenterol, 2016, 111(8):1092-1101.

[43] Nelson DB. Infectious disease complications of GIendoscopy:partII, exogenousinfections. Gastrointest Endosc, 2003, 57(6):695-711.

[44] Francis KL Chan, et al. Management of patients on antithrombotic agents undergoing emergency and elective endoscopy:joint Asian Pacific Association of Gastroenterology (APAGE)and Asian Pacific Society for Digestive Endoscopy (APSDE)practice guidelines.Gut, 2018, 67(3):405-417.

[45] Sarah Sheibani, Lauren B Gerson. Chemical colitis. J Clin Gastroenterol, 2008, 42(2):115-121.

[46] 李兆申, 赵晓晏, 王金山. 胶囊内镜. 上海：上海科学技术出版社, 2010:157-164.

[47] Keuchel M, Thaler C, Csomos G, et al. Video capsule endoscopy:technical and medical failure. Endoscopy, 2003, 35(s):A6.

[48] Seidman EG, Sant'Anan AMGA, Dirks MH. Potential applications of wireless capsule endoscopy in the pediactric age group. Gastrointest Endosc Clin N Am, 2004, 14(1):207-217.

[49] Despott EJ, O'Rourke A, Anikin V, et al. Tracheal aspiration of capsule endoscopes: detection, management, and susceptibility. Dig Dis Sci, 2012, 57(7):1973-1974.

[50] Yung DE, Plevris JN, Koulaouzidis A. Short article:Aspiration of capsule endoscopes:a comprehensive review of the existing literature. Eur J Gastroenterol Hepatol, 2017, 29(4):428-434.

[51] Holden JP, Dureja P, Pfau PR, et al. Endoscopic placement of the small bowel video capsule by using a capsule eneoscope delivery device. Gastrointest Endosc, 2007, 65(6):842-847.

[52] Almeida N, Figueiredo P, Lopes S, et al. Capsule endoscopy assisted by traditional upper endoscopy. Rev Esp Enferm Dig, 2008, 100(12):758-763.

[53] Carey EJ, Heigh RI, Fleischer DE. Endoscopic capsule endoscope delivery for patients with dysphagia, anatomical abnormalities, or gastreoparesis. Gastrointerst Endoc, 2004, 59:(3) 423-426.

[54] Liao Z, Gao R, Xu C, et al. Indications and detection, completion, and retention rates of small-bowel capsule endoscopy:a systematic review. Gastrointest Endosc, 2010, 71(2):280-286.

[55] Cave D, Legnani P, de Franchis R, et al. ICCE consensus for capsule retention. Endoscopy, 2005, 37(10):1065-1067.

[56] Sachdev MS, Leighton JA, Fleischer DE, et al. A prospective study of the utility of abdominal radiographs after capsule endoscopy for the diagnosis of capsule retention. Gastrointest Endosc, 2007, 66(5):894-900.

[57] Hoog CM, Bark LA, Arkani J, et al. Capsule retentions and incomplete capsule endoscopy examinations:an analysis of 2300 examinations. Gastroenterol Res Pract, 2012, 2012:518718.

[58] Atay O, Mahajan L, Kay M, et al. Risk of capsule endoscope retention in pediatric patients:a large single center experience and review of the literature. J Pediatr Gastoenterol Nutr, 2009, 49(2):196-201.

[59] Cheifetz AS, Kornbluth AA, Legnani P, et al. The risk of retention of the capsule endoscope in patients with known or suspected Crohn's disease. Am J Gastroenterol, 2006, 101(10): 2218-2222.

[60] Rezapour M, Amadi C, Gerson L. Retention associated with video capsule endoscopy: systematic review and meta-analysis. Gastrointest Endosc, 2017, 856:1157-1168, e2.

[61] 国家消化系统疾病临床医学研究中心 (上海), 国家消化内镜质控中心 , 中华医学会消化内镜学分会胶囊内镜协作组 . 中国小肠胶囊内镜临床应用指南 (2021, 上海). 中华消化内镜杂志 , 2021, 38(8):589-614.

[62] Robert A. Enns, Lawrence Hookey, David Armstrong, et al. Clinical practice guidelines for the use of video capsule endoscopy. Gastroenterol, 2017, 152(3):497-514.

[63] Li X, Chen H, Dai J, et al. Predictive role of capsule endoscopy on the insertion route of double-balloon enteroscpy. Endoscopy, 2009, 41(9):762-766.

[64] Cheon JH, Kim YS, Lee IS, et al. Can we predict spontaneous capsule passage after retention? A nationwide study to evaluate the incidence and clinical outcomes of capsule retention. Endoscopy, 2007, 39(12):1046-1052.

[65] Van Weyenberg SJ, Van Turenhout ST, Bouma G, et al. Double-balloon endoscopy as the primary method for small bowel video capsule endoscope retrieval. Gastrointest Endosc, 2010, 71(3):535-541.

[66] Makipour K, Modiri AN, Ehrlich A, et al. Double balloon enteroscopy:effectiveand minimally invasive method for removal of retained video capsule capsule. Dig Endosc, 2014, 26(5):646-649.

第3章 小肠镜诊疗常见并发症及处理

一、概述

随着小肠镜技术的不断发展，以及内镜医师的操作水平日益提高，近年来我国小肠镜下治疗工作的进展十分迅速。操作孔径超过为2.8mm的小肠镜可通过各种治疗性附件，从而实现对各类小肠疾病的内镜下治疗。例如，小肠镜下息肉切除术、小肠良性狭窄扩张/切开术等目前应用相对广泛。从目前国内外小肠镜临床应用的结果看，小肠镜治疗性操作中总体并发症发生率为2.3%～5%。治疗性操作最常见的并发症为消化道出血和穿孔。

消化道出血可见于小肠息肉切除术或小肠狭窄扩张/切开术后。据报道，小肠镜治疗中出血的发生率约为4.3%。出血可能来自黏膜撕裂、治疗的出血病灶，如动静脉畸形、食管静脉曲张，以及小肠镜治疗性

操作中的不良事件。临床表现为少量的黑粪或血便，可予以观察、禁食，静脉予以止血药物等治疗，必要时输血。对出血量小、出血部位在小肠两端者，可以再次小肠镜检查寻找出血部位和原因并实施内镜下止血；对于深部小肠的出血或出血量较大者，应及时手术治疗。

值得注意的是，由于小肠迂曲盘旋，且肠壁较薄，小肠镜下息肉切除术并发出血及穿孔的风险相对增高。因此，操作医师需进行相关的培训。目前，对小肠息肉多采用内镜下圈套器切除术，如能采用内镜黏膜切除术（endoscopic mucosal resection，EMR），则可降低出血和穿孔的发生率。消化道穿孔可能发生在吻合口、小肠深处或小肠的其他薄弱点，也可能发生在解剖结构改变的肠管中。由于肠道固定而导致的小肠镜通过阻滞应提醒操作医

师注意此后穿孔的可能性。如果穿孔发生在靠近镜头的部位，操作医师可能不会意识到穿孔。迟发性穿孔可以看作是热损伤的结果。穿孔可见于息肉切除术或狭窄扩张术后，临床表现为剧烈腹痛、板状腹、X线或CT检查可见膈下游离气体。术中穿孔可用金属夹封闭，之后予禁食、胃肠减压等保守治疗；如症状持续不缓解或大穿孔无法闭合者应急诊手术治疗。但穿孔后禁忌再次小肠镜检查，以免扩大穿孔范围。后续将就小肠镜下息肉切除术并发症处理和小肠良性狭窄并发症处理进行详述。

（窦晓坛　张以洋）

二、小肠息肉切除术

（一）概述

从肠黏膜表面突出到肠腔的隆起，在未确定病理性质前均称为息肉，小肠息肉通常是指起源于小肠上皮组织的非黏膜下隆起，包括腺瘤性息肉、增生性息肉及错构瘤性息肉等。虽然小肠面积约占全消化道黏膜面积的90%，但小肠壁来源的肿瘤性病变在消化道中仅占3%左右，息肉病变的发生率更低。单纯小肠腺瘤或增生性息肉多为偶发单一病变，多因息肉相关并发症如贫血、套叠梗阻或偶然发现。息肉病综合征的小肠息肉通常有其各自特点：家族性瘤性息肉病的小肠息肉多为无蒂腺瘤性息肉，多发生在十二指肠及全结肠切除术后的回肠；Peutz-Jeghers综合征患者的小肠息肉多为错构瘤性息肉，长蒂者多见，也可呈广基息肉样生长，可发生于全小肠；幼年性息肉病综合征者偶有小肠息肉，病理类型为错构瘤性幼年息肉。

临床对小肠息肉病变的内镜下治疗经验多来源于Peutz-Jeghers综合征及腺瘤患者，小肠镜下采用直接高频电凝圈套切除、EMR或ESD切除息肉能有效预防及治疗息肉相关并发症，如出血、小肠套叠、梗阻及息肉恶变等。相比外科手术来说，具有创伤小、术后恢复快、不会发生术后肠粘连、手术费用较低等优势，尤其对于息肉综合征患者，小肠息肉往往随着年龄增长反复生长，针对这种情况可重复进行内镜下治疗而不影响小肠功能，是一种有效的小肠息肉治疗方式。

（二）适应证及禁忌证

对合并出血、套叠、梗阻的息肉应该镜下切除，无症状性单发或多发息肉，推荐切除直径＞10mm息肉预防息肉相关并发症。小肠镜下息肉切除治疗实施与否需充分考虑各自医疗中心小肠镜下治疗经验，结合每一例息肉病变的治疗难度和家属意愿，根据内镜所见情况评估，预计并发症难以处理时应终止手术。绝对禁忌证包括严重心肺功能障碍者、凝血功能障碍者、服用抗凝血药者或拒绝外科治疗相关并发症者。可疑息肉癌变是镜下治疗的相对禁忌证，可根据直视观察、触碰质地及黏膜下注射等辅助判断。

（三）器械设备

气囊辅助小肠镜设备（内镜操作钳道 2.8mm 及以上），器械包括透明帽、注射针、圈套器、氩气喷管、金属夹、尼龙圈，结肠 ESD 常规器械。操作钳道为 3.2mm 的治疗小肠镜，对于小肠镜下息肉切除治疗术有较好的价值，尤其是对于既往腹腔外科手术病史及息肉部位角度锐利的病变，常规小肠镜下器械可能难以顺利从钳道进入肠腔进行治疗。

（四）治疗前准备及评估

小肠息肉内镜治疗前需对患者手术条件及病情有充分的评估，在相对安全的前提下完成镜下治疗"罪犯息肉"的主要目标。小肠镜虽为诊治一体的途径，行小肠镜前通常应该尽可能通过影像学检查（肠道超声、小肠 CT 三维重建、小肠造影等）及综合分析症状体征、既往诊治等明确息肉数目、大小、位置及有无较大供血血管等情况，确定小肠镜治疗目标，并对可能出现的并发症及相应处理方法做到心中有数。一般情况评估除常规手术评估项目外，需格外关注：①是否存在其他增加小肠镜进镜的因素，如腹膜炎病史、既往腹部外科手术、胃肠改道手术、患者体型；②是否存在其他增加小肠镜插镜并发症风险的因素，如肠梗阻、胃肠改道术后；③是否存在凝血功能异常、明显贫血、营养状态差等增加息肉切除治疗术中及术后并发严重出血、感染及穿孔等风险。在术前准备方面，应对拟行小肠镜下息肉治疗患者要求常规备血、预防性使用抗生素，以及与结肠镜检查相同的肠道准备方案。

（五）操作要点技巧

1. 切除治疗前准备

无论是 APC、直接圈套切除息肉，还是进行 EMR 及 ESD 治疗，到达治疗目标位置时尽量将套管及内镜拉直，套管充气固定，保持操作视野的相对稳定。经钳道送入治疗器械，遇到器械不能顺利通过钳道进入肠腔时可通过放松操作旋钮、回拉内镜取直镜身或外套管球囊放气后与内镜一起后退等方法将器械送入肠腔。

2. 切除术中技巧

(1) 直接圈套。长蒂息肉切除相对简单，可直接圈套切除。但对于息肉较大、蒂较细的息肉，往往有较粗的供血血管，切除时尽量靠近息肉颈部，纯电凝模式下缓慢切断，避免术中大出血。

(2) EMR：对于短蒂或无蒂息肉，需要先行黏膜下充分注射后再进行圈套切除。切除过程中交替应用混合凝切模式及纯电凝模式，避免出血及穿孔。少儿息肉较成人息肉切割速度快，在切除过程中避免将圈套器收得过紧，防止因切割过快引起术中出血。对于巨大小肠息肉切除，首先要充分暴露息肉、观察息肉基底部情况（是有蒂还是广基），正镜观察困难时可将内镜头端越过息肉后U形反转观察。切除前在息肉基底部充分注射形成水垫，使基底部黏膜充分抬举，并根据息肉大小决定一次性整块切除还是分块圈套切。为防止凝切时间过长导致术后迟发性穿孔，也可以采取分次切除的方法。首次切除应用分块切除的方法切除息肉体积的1/2～2/3，剩余息肉间隔一段时间后再次镜下切除。由于在首次治疗过程中的电凝损伤，剩余息肉的部分组织还会坏死脱落，再次进镜切除时息肉往往所剩无几，一般都能够安全切除干净。

(3) ESD：广基息肉、巨大息肉需警惕癌变，可根据实际情况选择行诊断性ESD或简单多块活检（息肉根部活检阳性率更高）；另外，脂肪瘤及其他黏膜下病变通常也需ESD切除整块病变。按照常规ESD操作程序进行病变标记、黏膜下注射、黏膜切开、黏膜下剥离病变直至完整切除病变。在小肠内的ESD操作尤其要注意进行充分的黏膜下注射（推荐应用玻璃酸钠注射液进行黏膜下注射），具备了良好的黏膜抬举再进行剥离，要求保持清晰的剥离视野，剥离速度不宜太快。由于小肠镜镜身柔软，治疗中控镜难度更高；另外，小肠镜无附送水功能，尽量避免术中较大血管出血。

3. 创面处理

小肠壁相较于胃壁及结肠壁更为菲薄、蠕动活跃、血供丰富，可靠的创面处理对避免术后迟发出血、穿孔十分重要。较小创面可用金属夹直接封闭，创面较大时可通过尼龙圈联合金属夹封闭创面。因角度等无法封闭创面时，需适当对创面切缘小血管进行电凝处理预防术后出血的发生。对于小肠息肉切除术后创面无法达到理想缝合状态时，部分缝合创面可帮助减张、促进愈合，也能在发生迟发性出血时或血凝块影响视野时帮助定位出血部位。

（六）并发症及处理

因小肠位置较深、操作空间狭小、小肠壁菲薄及内镜器械限制等原因，小肠息肉切除治疗操作更复杂、风险更高，需要在外科团队保障前提下由经验丰富的小肠内镜医生及助手配合进行操作。术前需完善配血及备血、提前和外科医生沟通、充分进行医患沟通、做好肠道准备。术中充分的黏膜下注射形成水垫、分块分次切除巨大息肉、合理控制电切与电凝时间比例、创面缝合及合理的术后药物治疗、合理饮食等措施，尽量避免并发症的发生。

常见并发症及处理如下所述。

(1) 术中出血：APC及金属夹止血较常用，对于创面持续少量渗血时可于创面喷洒局部止血药。

(2) 术中穿孔：首选内镜下钛夹或尼龙绳缝合，术后胃肠减压并禁食3～5天；无法缝合时可转外科进行穿孔修补。

(3) 术后出血：对于广基息肉、创面缝合欠佳或有其他出血高风险的情况，小肠息肉切除术后应严格禁食、预防性使用静脉止血药物；术后密切监测生命体征、肠鸣音、大便情况及血红蛋白水平，及时发现术后出血并给予止血、扩容及输血等治疗，循环稳定的中大量活动性出血可考虑行急诊小肠镜下止血，无急诊小肠镜下止血条件者需申请介入科行血管栓塞或外科手术止血。

(4) 术后创面局部感染：小肠息肉切除术后创面的局部感染在导致穿孔前往往难以诊断，术后监测体温及炎性指标有助于诊断；可对于较大广基息肉切除后患者通常给予预防性抗生素治疗3天，经验表明这能显著减少术后创面穿孔的发生率。

(5) 术后穿孔：一旦出现可疑穿孔，需积极进行影像学检查进一步证实，高度可疑或确诊的穿孔需急诊外科手术，腹膜炎及腹腔感染病情延误可导致致命性后果，需尽早积极处理。

（李白容　宁守斌）

三、小肠良性狭窄内镜下治疗

（一）概述

小肠良性狭窄性疾病众多，如克

罗恩病、隐源性多灶性溃疡性狭窄性小肠炎（cryptogenic multifocal ulcerous stenosing enteritis，CMUSE）、非甾体抗炎药所致药物性小肠狭窄、手术吻合口瘢痕狭窄等，按照病变部位分为经胃镜、结肠镜可到达狭窄与小肠镜途径可到达深部狭窄。经胃镜、结肠镜可及病变往往位于空肠近段或回肠下段，控镜相对稳定，内镜设备及附件丰富，操作与食管、结肠病变相似，较小肠镜简单。经小肠镜途径治疗受内镜可到达性、控镜稳定性及附件条件（如缺乏附送水孔道、止血附件）限制，操作难度大，手术风险高，是该部分阐述的重点。鉴于小肠狭窄内镜治疗的风险性及不确定性，一般不推荐对无症状狭窄进行治疗。

（二）疾病特点

不同类型小肠良性狭窄具有不同疾病特点，克罗恩病是最常见的小肠良性狭窄性疾病，多数患者遵循"炎症－狭窄－瘘"的疾病进程，既往的研究数据主要集中在克罗恩病狭窄治疗上，克罗恩病小肠狭窄多数集中在回肠中下段，但上消化道累及、空肠狭窄也并非罕见，具有狭窄形态多样，狭窄多发的特点，Shen等将狭窄形态分为膜性狭窄、柱状狭窄、溃疡性狭窄、成角狭窄。

对于膜性狭窄、长度＜4cm的柱状狭窄内镜下治疗效果较好，溃疡性狭窄并非内镜治疗的绝对禁忌证，对于成角狭窄内镜下治疗穿孔风险高，需要特别谨慎。其他疾病小肠狭窄可参照克罗恩病狭窄分型进行分类，CMUSE多表现为多发膜性狭窄，伴或不伴狭窄顶端浅溃疡，非甾体抗炎药所致小肠狭窄与CMUSE有类似之处，有时鉴别诊断需要依赖病史。手术吻合口狭窄见于克罗恩病复发或其他原因小肠手术吻合口炎症、瘢痕挛缩、成角等。

（三）内镜下治疗

内镜下治疗包括切开和球囊扩张。经胃镜、结肠镜可及小肠狭窄治疗与食管、结肠病变相似，本章重点阐述经小肠镜途径内镜治疗的方法和注意事项。关于治疗方式的选择，目前缺乏效果方面的对比研究，一方面，与医生操作习惯有关；另一方面，应根据患者的狭窄特点灵活选择治疗方式，在临床中有时会用到两种方法结合应用的情况。总的原则是以最小的代价获得最大的治疗获益。

小肠良性狭窄内镜下治疗经验大部分来源于克罗恩病小肠狭窄的治疗，随后的研究数据证实其他小肠良性狭窄内镜下治疗效果，无论是技术成功率还是临床成功率均与克罗恩病相似。该方法是一种微创、有效的治疗方式，能够避免或延缓患者外科手术。对于部分患者可能需要反复多次治疗，并最终需要外科切除病变肠段，但内镜下治疗能够显著延缓外科手术时间，提高患者生存质量。

1. 切开治疗

内镜下切开治疗的原理是使用电刀将病变黏膜层、黏膜下层纤维沿肠腔纵轴切断，达到扩张肠管的目的，一般不损害固有肌层，该方法切开深度可控，效果好，附件进出方便，安全性高，有报道穿孔发生率较扩张球囊低，在实践中发现与小肠镜操作及球囊扩张所致穿孔不同，切开所致穿孔往往较小，多数患者仅有局限腹膜炎体征，经非手术治疗能够好转。内镜下切开较球囊扩张出血发生率高，因此在切开后应处理好血管残端。

(1) 治疗前评估：包括对患者全身状况、病变性质、狭窄部位、狭窄数量、狭窄段长度的评估，小肠狭窄内镜下切开治疗应选择患者病情相对稳定的时候进行，避免对全身状况差、明显活动性溃疡狭窄、伴随瘘及脓肿的患者进行内镜下切开治疗。小肠 CT 三维重建和小肠磁共振三维重建有助于对狭窄特征进行判断。

(2) 器械准备：对于胃镜、结肠镜可及病变，首选带附送水功能治疗胃镜、治疗肠镜进行操作，对于小肠深部病变建议选择 3.2mm 活检孔道治疗小肠镜，以方便附件进出，根据情况选择针状刀、Dual 刀、IT 刀等，IT 刀为侧向切开刀，头端有绝缘陶瓷头，穿孔风险相对小，适用于深部小肠控镜稳定性差的病变。小肠镜专用钛夹能够顺利通过小肠镜钳道，可反复开闭，对定位病变、并发症处理有帮助，建议选择具有电切和电凝功能的 ESD 专用电切机。

(3) 进镜途径的选择：应根据疾病特征及术前影像学检查决定进镜途径，克罗恩病好发于回肠中下段及末端回肠，首选经肛途径进镜，但空肠累及的克罗恩病伴狭窄并非罕见，甚至有部分患者仅表现为空肠受累。CMUSE、药物性小肠狭窄首选经口进镜，除了病变位置的考量外，经口进镜操作相对容易，插入更深，能处理的狭窄也更多。

(4) 操作技巧：对于胃镜、结肠镜可及病变首选胃肠镜操作，其镜身短，同时具有附送水及大孔径活检孔道，易于操作和保持视野。对于深部小肠病变，进镜时应尽量轻柔，到达病变处时尽量取直镜身再治疗，应尽量避免带襻操作，带襻操作控镜不稳，容易滑脱、穿孔，而一旦穿孔，视野保持不稳定将给即时处置带来困难。关于切开深度建议采用多点放射状切开，以切开黏膜下层暴露固有肌层为宜。切开后内镜可自由通过表示技术成功。狭窄切开后可在小肠镜所及最远端行钛夹或墨汁标记定位，以方便术后CT评估或经另一侧进镜对接。

（5）并发症处理：内镜下切开治疗的并发症主要是肠道穿孔，对于内镜下可见的即时穿孔，应及时使用钛夹夹闭创面，对于可疑微小穿孔，夹闭困难时不宜长时间操作导致更严重穿孔。对于术后迟发性穿孔，不推荐再次内镜下修补，应完善CT检查，根据患者腹痛症状、体征及CT腹腔渗出情况综合评估后决定采用非手术治疗还是外科手术，对于症状轻，仅有局部腹膜炎体征、CT渗出不显著的患者可在密切监护下加强抗感染、补液支持治疗并使用生长抑素，多数患者可恢复。对于症状重、腹膜炎体征明显、CT腹腔渗出多的患者不应继续非手术治疗拖延手术时机，应尽快选择外科手术治疗。出血是内镜下治疗肠腔狭窄的另一主要并发症，其发生率为0%～1.41%。内镜下切开所致小肠出血往往呈自限性，密切监测下经禁食、补液保守治疗多数能自行止血。

2. 扩张治疗

内镜下扩张治疗是通过注水球囊产生压力，形成纵向剪切力将狭窄病变处黏膜及黏膜下层纤维撕裂，达到扩张肠管的目的，但由于狭窄压迫导致压力不均一，局部压力过高有可能损伤固有肌层导致穿孔，因此，使用球囊扩张时应尽量在X线监视和内镜直视下逐级扩张，以免发生穿孔。球囊扩张引起出血的概率较切开低。

（1）治疗前评估：球囊扩张治疗前评估与切开基本相同，需要注意的是由于小肠镜活检孔道直径限制（尽管目前EN-580T小肠镜活检孔道直径达3.2mm，但在实际操作时，由于镜身盘旋扭曲或倒镜情况下真实可通过器械直径远达不到3.2mm），球囊张开后再次进出小肠镜将会非常困难，因此对于需要小肠镜下治疗的多发小肠狭窄，如果狭窄间距离较近，可不退出球囊情况下进行连续扩张，但当狭窄距离较远，或下一个狭窄到达困难时，球囊退出后送入困难，必要时可能需要更换新球囊，这时需要与患者做好费用方面的沟通。另外，对于成角狭窄，由于狭窄前方情况的不可预测性，应成为球囊扩张的相对禁忌，如确需治疗，应在线引导下留置导丝后将球囊沿导丝插入并越过狭窄段后再扩张。

(2) 器械准备：注水球囊一般选择直径 10～12mm 或 12～15mm 的，过大直径不能延长扩张间隔及增加疗效反而会增加穿孔风险，球囊长度以 4～5cm 为宜，过长导致操作不便，过短则不容易固定，易在狭窄处滑脱。

(3) 操作技巧：进镜途径的选择同切开治疗。使用球囊扩张尽量在内镜直视下进行，建议对 CD 患者采用内镜越过狭窄段后退镜释放球囊进行扩张，而深部小肠狭窄内镜往往无法通过狭窄段，无法采取上述方法，对于内镜下可以看清狭窄对侧情况的患者可在直视下释放球囊进行扩张，而对于内镜下无法明确狭窄角度和长度的患者，建议尽量在 X 线下留置导丝再扩张，如无 X 线条件，则应非常谨慎，逐级边扩张边进镜观察争取直视下扩张。

(4) 并发症处理：内镜下扩张治疗穿孔并发症发生率高，这主要与狭窄处压力过大造成肌层撕裂有关，扩张穿孔撕裂开口往往比较大，小肠镜下治疗困难，如无条件即时内镜下封闭创面多需要外科手术干预。鉴于此，球囊扩张一定要逐级小直径直视下扩张。球囊扩张出血并发症相对低，多数患者表现为少许渗血，鲜有活动性大出血发生。

（四）总结

小肠镜下治疗技术当前属于备受关注的新兴治疗项目，受限于设备及技术因素，目前仅在国内少数经验丰富的小肠镜中心开展，而息肉切除术和良性狭窄切开 / 扩张术是目前小肠镜下治疗开展较多的项目。由于小肠迂曲盘旋，且肠壁较薄，小肠镜治疗的操作难度较大，并且治疗术后并发症风险相对增高。因此，小肠镜下治疗是需要高级内镜操作医师进行相关的培训后方可实施的。但相信随着应对并发症经验的不断积累、器械设备的不断改善，小肠镜下治疗的临床应用一定会越来越多。

（顾于蓓）

参考文献

[1] Chavalitdhamrong D, Adler DG, Draganov PV. Complications of enteroscopy:how to avoid them and manage them when they arise. Gastrointest Endosc Clin N Am, 2015, 25(1):83-95.

[2] Committee AT, Chauhan SS, Manfredi MA, et al. Enteroscopy. Gastrointestinal endoscopy, 2015, 82(6):975-990.

[3] May A, Nachbar L, Pohl J, et al. Endoscopic interventions in the small bowel using double

balloon enteroscopy:feasibility and limitations. Am J Gastroenterol, 2007, 102(3):527-535.

[4] 中华医学会消化内镜学分会小肠镜和胶囊内镜学组 . 中国小肠镜临床应用指南 . 中华消化内镜杂志 , 2018, 35(10):693.

[5] May A, Nachbar L, Pohl J, et al. Endoscopic interventions in the small bowel using double balloon enteroscopy:feasibility and limitations. Am J Gastroenterol, 2007, 102(3):527-535.

[6] Gerson LB, Tokar J, Chiorean M, et al. Complications associated with double balloon enteroscopy at nine US centers. Clin Gastroenterol Hepatol, 2009, 7(11):1177-1182, 1182 e1171-1173.

[7] 张卓超 , 宁守斌 , 毛高平 , 等 . 少儿 Peutz-Jeghers 综合征患者小肠息肉内镜治疗价值研究 . 中华消化内镜杂志 , 2016, 33(8):527-530.

[8] de Latour RA, Kilaru SM, Gross SA. Management of small bowel polyps:A literature review.Best Pract Res Clin Gastroenterol, 2017, 31(4):401-408.

[9] Gao H, van Lier MG, Poley JW, et al. Endoscopic therapy of small-bowel polyps by double-balloon enteroscopy in patients with Peutz-Jeghers syndrome. Gastrointest Endosc, 2010, 71(4):768-773.

[10] Yokoyama K, Yano T, Kumagai H, et al. Double-balloon enteroscopy for pediatric patients:evaluation of safety and efficacy in 257 cases. Journal of pediatric gastroenterology and nutrition, 2016, 63(1):34-40.

[11] Spahn TW, Kampmann W, Eilers M, et al. Small-bowel perforation after endoscopic resection of a Peutz-Jeghers polyp in an infant using double-balloon enteroscopy. Endoscopy, 2007, 39(s1) :E217.

[12] Ohmiya N, Taguchi A, Shirai K, et al. Endoscopic resection of Peutz-Jeghers polyps throughout the small intestine at double-balloon enteroscopy without laparotomy. Gastrointestinal endoscopy, 2005, 61(1):140.

[13] Li BR, Ning SB, et al. Primary experience of small bowel polypectomy with balloon-assisted enteroscopy in young pediatric Peutz-Jeghers syndrome patients.European Journal of Pediatrics, 2020, 179(4):611-617.

[14] Chen M, Shen B. Endoscopic therapy in Crohn's disease:principle, preparation, and technique. Inflamm Bowel Dis, 2015, 21(9):2222-2240.

[15] Chung SH, Park SU, Cheon JH, et al. Clinical characteristics and treatment outcomes of cryptogenic multifocal ulcerous stenosing enteritis in korea. Dig Dis Sci, 2015, 60(9):2740-2745.

[16] Lan N, Shen B. Endoscopic stricturotomy versus balloon dilation in the treatment of anastomotic strictures in Crohn's disease. Inflamm Bowel Dis, 2018, 24(4):897-907.

[17] Sagawa T, Kakizaki S, Iizuka H, et al. Analysis of colonoscopic perforations at a local clinic and a tertiary hospital. World J Gastroentcrol, 2012, 18(35):4898-4904.

[18] Foster EN, Quiros JA, Prindiville TP. Long-term follow-up of the endoscopic treatment of strictures in pediatric and adult patients with inflammatory bowel disease. J Clin Gastroenterol, 2008, 42(8):880-885.

[19] Ferlitsch A, Reinisch W, Püspök A, et al. Safety and efficacy of endoscopic balloon dilation for treatment of Crohn's disease strictures. Endoscopy, 2006, 38(5):483-487.

第4章 内镜黏膜切除术常见并发症及处理

一、常用圈套器切除手术

（一）概述

圈套器切除手术包括圈套器冷切除术（cold snare polypectomy，CSP）和圈套器热切除术（hot snare polypectomy，HSP），是胃息肉、结直肠息肉内镜下完整切除的重要治疗技术。对于直径＜2cm的增生型或带蒂的息肉，可以采用高频电热切予以治疗。1992年，Tappero G. 等首次报道用圈套器对结直肠小息肉不采用高频电热切的冷切除技术。2017年欧洲消化内镜学会结直肠息肉切除指南及2020年美国结直肠病变切除指南中指出，对于直径≤5mm的微小息肉及6～9mm的无蒂息肉，推荐首先使用圈套器冷切除。与圈套器热切除术或内镜黏膜切除术（EMR）相比，CSP具有完整切除率更高，减少迟发性出血，

缩短手术时间，安全、费用低的优势。目前认为，对于直径＜10mm的无蒂或扁平结直肠息肉，尤其是直径6～9mm的息肉圈套器冷切除应为首选的切除方法。近些年，也有研究报道CSP或分片CSP（PCSP）用于治疗直径＞10mm的扁平或无蒂息肉。由于内镜医师的经验、习惯、认知不同，对于不同大小的胃息肉、结直肠息肉采取的切除方式不尽相同，圈套器冷切除技术正在临床上被积极推广，而且得到很多内镜医师的认可。

（二）圈套器切除手术基本流程

对于直径＜2cm的增生型或带蒂的息肉，可以采用高频电热切予以治疗。如蒂部粗大，内部往往有粗大的血管，可先用尼龙绳在蒂的根部进行套扎，待头端变色，表示

已结扎根部血管，再行圈套器电切，可避免术中、术后出血。

CSP技术对圈套器的性能要求较高，直径较小的细钢丝圈套器有利于有效地切割息肉及黏膜。专门用于CSP的圈套器能够确保完整切除效果及更好的安全性，避免黏膜撕裂，从而更容易完成息肉切除，且能够降低穿孔、出血等并发症风险。一般无须在黏膜下层注射生理盐水，应用圈套器将息肉边缘正常黏膜涵盖在内，用圈套器圈住行机械切割（图4-1）。切取的速度要快，因为慢的横切会造成黏膜下组织大量的损伤和出血。切除的息肉标本通过结肠镜钳道吸入回收。息肉冷切除后须充分地清洗创面和使用NBI/BLI等进行观察确认有无病变残留。为避免息肉残留，尽可能把病灶周围1～2mm正常的黏膜包括在内，从而完整切除息肉。

（三）圈套器切除手术常见并发症及处理

1. 出血

圈套器切除导致的出血包括术中出血和术后延迟出血。术中出血指术中局部创面需要止血治疗。术中出血、创面渗血多为自限性。HSP如果息肉蒂部粗大，内部滋养血管较粗，可先予以尼龙绳套扎或止血夹夹闭蒂部，再行电切，可有效预防术中、术后的出血（图4-2）。HSP如果电凝过度造成组织损伤较深，焦痂脱落后形成较深溃疡时可引起术后延迟出血。

CSP切除术后出血的主要原因是圈套器机械性切割引起的出血。圈套器冷切除的创面往往比圈套器热切除创面大，但术后创面愈合较HSP更快。一项前瞻性研究发现对于直径≤10mm结直肠息肉来说，

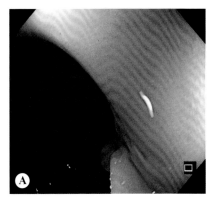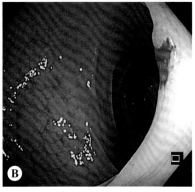

▲ 图4-1　CSP切除0.6cm扁平息肉，创面少量渗血无须处理

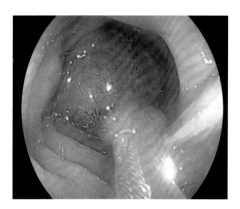

▲ 图 4-2　HSP 切除粗蒂息肉
尼龙绳套扎蒂部，再行圈套器热切除

CSP 与 HSP 相比可以降低服用抗凝血药患者延迟性出血风险。对于服用抗凝血药患者来说，使用专用圈套器的 CSP，在延迟出血方面比 HSP 更安全。基于 CSP 病理分析的研究也发现 CSP 对富含大血管的黏膜下层深处的损伤较小，CSP 后黏膜下动脉损伤发生率较 HSP 明显降低，可能与 CSP 术后迟发出血率低相关。在切除深度上，CSP 与 EMR 相比，黏膜肌层以下的切除深度更浅，且累及黏膜下层的概率更低。与 EMR 相比，CSP 的延迟出血率显著降低。最新一项研究纳入 300 例患者（包括使用抗血栓药患者）共计 474 个直径＞10mm 锯齿状病变（SSL）进行 CSP 或 PSCP 治疗，术中立即出血有 8 例患者（3%），无延迟出血事件发生。一项纳入 2 项前瞻性研究及 6 项回顾性研究评估

CSP 治疗直径＞10mm 结直肠息肉的疗效，共 522 个结直肠息肉，息肉平均大小为 17.5mm，息肉完整切除率为 99.3%，术中和术后出血率分别为 0.7% 和 0.5%，腹痛率为 0.6%。直径＞20mm 息肉的术中出血率为 1.3%，腹痛率为 1.2%，无迟发性出血、穿孔的报告。

2. 穿孔

穿孔包括术中穿孔和术后延迟性穿孔。由于 CSP 累及深度在黏膜下层浅层，术后肠穿孔并发症尚未见文献报道。最近的一项 Meta 分析统计了 1000 余例进行圈套器冷切术的患者，未报道穿孔发生。2019 年有 2 例采用非 CSP 专用圈套器切除 10mm 0-Ⅰs 型息肉和 15mm 0-Ⅱb 型息肉导致的肠穿孔被首次报道（图 4-3）。该 2 例穿孔患者在内镜下用金属夹封闭创面，非手术治疗十分成功。文献报道的 2 例穿孔患者，因病变较大，使用非 GSP 专用圈套器套扎过多正常黏膜，冷切过程中慢速横向切割易造成黏膜下组织大量的损伤而导致穿孔；若穿孔面及周边的黏膜水肿并不明显，可选择金属夹关闭或金属夹联合尼龙绳缝合闭合穿孔处。早期行内镜修复且使用二氧化碳气体注气可以减少外科手术率。对于确诊穿孔的患者术后需密切监护生命体征、补液、静脉应用广谱抗生素。如果内镜修补

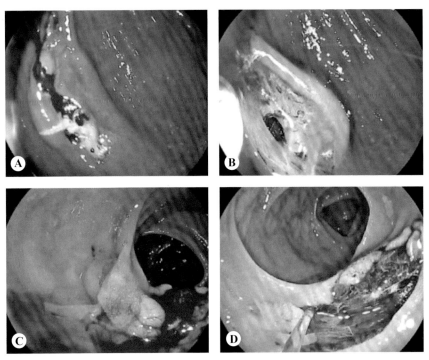

▲ 图 4-3 圈套器冷切除导致穿孔
CSP 术后创面

失败、延迟穿孔发现时超过 4h 或出现感染性腹膜炎情况，需进行外科手术治疗。预防措施：①建议选择 CSP 专用圈套器和严格把握 GSP 治疗的适应证，保证操作的安全性，避免穿孔的发生；②术前充分的肠道准备可以确保手术中视野清晰，一旦发生穿孔，可以降低腹腔感染的机会。

3. 电凝综合征

电凝综合征多见于 HSP。大肠内镜治疗后，由于肠壁较薄，术中电凝时间较长，术后发生部分肌束烫伤，迟发性坏死，甚至小型穿孔。

患者临床表现为腹痛、腹胀，甚至腹膜炎体征，伴有发热等迟发性穿孔症状，但影像学无明显阳性表现。治疗上一般予以禁食、胃肠减压、抗生素使用，辅助皮硝外敷，3~5 天均能缓解，无须外科手术干预。预防措施：① HSP 圈套器套扎息肉时注意不要将周围正常黏膜套入；②对于带蒂息肉，套扎部位应靠近蒂部的中央，过于靠近基底部会增加切除后创面范围；③电切与电凝相结合，掌握合适的电流强度和电凝时间；④若创面较大或电凝时间较长者，应禁食、严密观察病情并预防性使用抗生素。

4. 圈套器切除病变残留

Meta 分析提示 CSP 和 HSP 对息肉的完整切除率相似。与 EMR 相比，CSP 的息肉残留率显著降低。日本一项研究纳入 300 例患者共计 474 个直径 > 10mm 无蒂锯齿状病变（SSL），显示进行 CSP 或 PSCP 治疗不进行黏膜下注射，息肉切除术后活检仅发现 1 例患者（0.2%）存在锯齿状组织残留。384 个病灶（81%）进行了结肠镜复查，未发现局部复发（中位随访时间 7 个月）。另一项研究评估了 CSP 治疗直径 > 10mm 结直肠息肉的疗效，统计共 522 个结直肠息肉，息肉平均大小为 17.5mm，息肉完整切除率为 99.3%，总体不良事件发生率为 1.1%。术后 5～8 个月进行随访发现息肉、腺瘤和 SSL 的残留率分别为 4.1%、11.1% 和 1.0%，提示我们要重视残留率，CSP 治疗直径 > 10mm 结直肠息肉需要术后 6 个月内进行随访。近期一项研究针对 CSP 治疗直径 ≥ 10mm SSL 的残留率进行评估，共纳入 1137 个 SSL 患者，病变大小中位数为 19.4mm，中位随访时间 12 个月，总 SSL 残留率为 4.3%。与直径 10～19mm 的息肉相比，直径 ≥ 20mm 息肉的 SSL 残留率更高（5.9% vs 1.2%，P=0.049），

说明息肉直径 ≥ 20mm 是病变残留的重要因素。

（四）总结

圈套器切除术是胃息肉、结直肠息肉内镜下完整切除的重要治疗技术。蒂部粗大的息肉，可以先用尼龙绳套扎或金属夹夹闭蒂部，再行圈套器电切除。对于无法停用抗凝血药的患者，CSP 具有较 HSP 更好的安全性。圈套切除手术常见的并发症包括腹痛、出血和穿孔。对于直径 < 10mm 的无蒂/扁平结直肠息肉，尤其是直径 6～9mm 的息肉应首选 CSP 作为切除方法。采用 CSP 或 PCSP 治疗直径 > 10mm 的扁平/无蒂锯齿状病变，是安全、有效的治疗方法。专门用于 CSP 的圈套器能够确保完整切除效果及更好的安全性。对于直径 ≥ 20mm 息肉行 CSP 有一定的病变残留风险，需要定期随访。

（刘　磊）

二、内镜黏膜切除术

（一）概述

内镜黏膜切除术（EMR）是在息肉电切术、黏膜下注射术及钛夹

止血术等内镜技术的基础上逐步发展起来的。EMR 主要适用于部分无蒂息肉、平坦或浅凹陷型息肉、平滑肌瘤、早癌（包括食管、胃、结肠）的切除，其作为一项成熟的内镜诊疗技术已广泛应用于胃肠道黏膜病变性质、范围、深度的评估，早期癌、癌前病变及黏膜下肿瘤的治疗性切除，并已部分替代胃肠道病变的外科手术治疗。作为一项微创内镜技术，EMR 操作简便，创伤性小，并发症少，疗效可靠，对于较大病灶，不能一次全套切除，可将主要病灶分块（EPMR）后依次切除。

（二）操作方法

EMR 具体操作方法如下：将生理盐水注入病灶的正常黏膜下方，制造人为隆起，如病灶较大，需从不同部位多次注射，然后将息肉切除用圈套器置于病灶周围，在抽气的同时收紧圈套直至有阻力，此时将病灶与周边正常黏膜收紧，病灶位于中心，可稍微放松圈套再收紧，以防止肌层进入收紧部位，然后用切割电流切除病灶，对于病灶过大不能单次切除的，则需行分片切除（EPMR），原则上，EPMR 方法与 EMR 相同，区别在于对于同一个病灶多次使用圈套器将其分片切除。下面我们来具体阐述 EMR 相关的并发症及处理方法。

（三）EMR 手术操作常见并发症及处理

1. 术中出血

术中出血指术中局部创面需要止血治疗（如电凝或金属夹止血）。术中出血多为自限性，少量渗血可以电凝或氩气离子凝固术处理，喷射样的动脉性出血可以使用金属夹夹闭止血。EMR 术后出血的主要原因是电凝不足，尤其是处理结肠粗蒂息肉时，由于中央血管粗大，但圈套器并未使其充分电凝而引起术中出血，或圈套器造成了机械性切割时也会引起出血，但如果电凝过度造成组织损伤较深，焦痂脱落后形成较深溃疡时也可引起迟发性出血（图 4-4）。

2. 迟发性出血

迟发性出血指术后 2 周内发生的需要密切观察、住院或干预处理（如再次内镜、血管造影栓塞或外科手术介入）的出血，多见于术后 48h 内。通常表现为呕血、黑粪；结肠病变多变现为鲜血便或暗红色血便。

术后出血可能由创面坏死组织脱落，或者手术过程中固定的金属钛夹脱落引起，若术后患者便血较少，血压无明显变化，可以继续止血治疗、生长抑素静脉滴注、补液

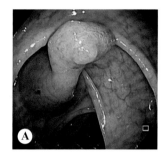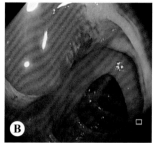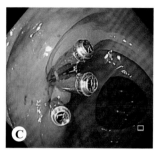

▲ 图 4-4　术中出血

支持等非手术治疗方案，一般在术后 1～2 天血便可以缓解。若患者出现血便次数增多，则考虑非手术治疗无效，即刻内镜检查寻找出血点。若患者出血量较少，生命体征稳定，可以考虑口服泻药进行肠道准备后限期内镜检查出血点。若患者出血量较大，无法耐受大量饮水和充分肠道准备，急诊肠镜比常规检查更容易发现新鲜出血灶。内镜选择上建议使用带附送水功能的结肠镜，检查过程中，遵循循腔进境原则，避免过度充气，见暗红色血便提示距离出血部位较近，见鲜红色血便提示活动性出血（部位就在附近），可以继续进境至越过出血部位后缓慢退镜寻找出血点，找到后可以先清除表面血痂，若有残留钛夹也可以移除，对于出血量较多的情况，可以用冰肾上腺素盐水反复冲洗，在确定出血部位后用金属钛夹夹闭固定，同时可以配合使用尼龙绳套扎金属夹。操作后可以配合肠

腔内充分注水浸没原出血部位，连续观察数分钟无活动性出血后，表示止血成功（图 4-5）。

3. 术中穿孔

胃部病变行 EMR 术，由于胃壁的固有肌层较厚，术中穿孔的概率较低。对比结直肠病变 EMR 时，由于结肠肠壁较薄，一旦发生术中穿孔，肠腔内容物漏入腹腔内容易引发严重的腹膜炎，危险性极高，所以必须迅速处理（图 4-6）。一般 EMR 术造成的初始穿孔为创面小穿孔，多由于术中病灶黏膜下注射抬举不足、圈套器套扎过程中套入过多正常周围黏膜或电凝过程中时间过长引起，此时穿孔面及周边的黏膜水肿并不明显，可以选择金属夹关闭穿孔部位（图 4-6）或金属夹联合尼龙绳缝合。早期的内镜修复和使用二氧化碳气体注气可以减少外科手术率。对所有怀疑和确诊穿孔的患者需密切监护生命体征、补液、静脉应用广谱抗生素，如果内镜修

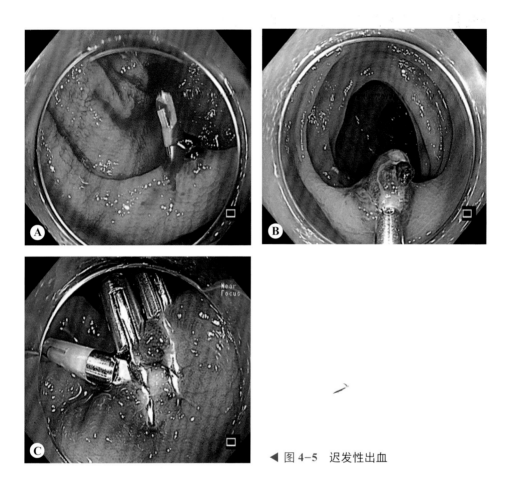

◀ 图 4-5　迟发性出血

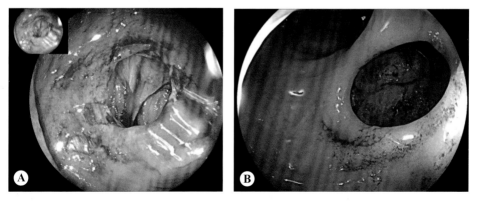

▲ 图 4-6　术中穿孔

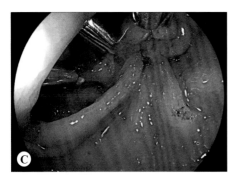

▲ 图4-6（续） 术中穿孔

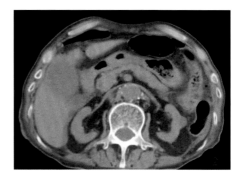

▲ 图4-7 迟发性穿孔

补失败、穿孔超过4h未内镜修补或出血腹膜炎情况的患者需进行外科手术治疗。

4. 迟发性穿孔

迟发性穿孔一般发生在术后3天内，患者自诉腹胀、腹痛和腹部不适感，腹部X线平片提示膈下游离气体，CT提示气腹（图4-7）。病因多见于：①病灶创面溃疡底部较深能观察到肌层存在裂隙或创面菲薄；②切除的标本上附有肌层；③切割过程中通电时间过长。大多数迟发性穿孔需要外科手术治疗。对于术后迟发性穿孔的患者可以先采取非手术治疗，予以半卧位休息、禁食、必要时胃肠减压、补液支持、静脉使用广谱抗生素，以及使用质子泵抑制药等治疗（如腹胀严重，可腹腔穿刺排气）。整个非手术治疗过程中需要密切关注患者生命体征（包括脉搏、呼气、血压和体温等）、腹部体征，一般来说，超过

24h的观察，病情没有加重，则非手术治疗成功的可能性大。若腹痛加重，腹膜炎扩散，体温逐渐升高，需转外科手术。迟发性穿孔的愈合标准：①腹部X线平片提示膈下游离气体减少或消失、腹腔积液消失；②无腹胀、腹痛，腹部无压痛，反跳痛，肠鸣音回复正常，大便正常，血常规示白细胞及中性粒细胞无升高；③体温正常。

5. 电凝综合征

电凝综合征多见于大肠内镜手术后患者，由于肠壁较薄，术中虽然未明显穿孔，但切除层次达到了固有肌层，由于术中止血、电凝时间较长，未行合理的修补措施，术后发生部分肌束烫伤，迟发性坏死，甚至小穿孔，患者临床表现为腹痛、腹胀，甚至腹膜炎体征，伴有发热等迟发性穿孔症状，但影像学无明显阳性表现。治疗上一般予以禁食、胃肠减压、抗生素使用，辅助皮硝

外敷，3～5天均能缓解，无须外科手术干预。

预防措施如下所述。

(1) 宽基息肉，应术前行超声内镜检查，以明确组织起源。

(2) 圈套器套扎息肉时注意不要将周围正常黏膜套入，对带蒂息肉，套扎部位应靠近蒂部的中央，过于靠近基底部会增加切除后创面范围。

(3) 电切与电凝相结合，掌握合适的电流强度和电凝时间。

(4) 肠息肉EMR手术后若创面较大或电凝时间较长者，应禁食、严密观察病情并预防性使用抗生素治疗。

（陈　希）

三、隧道技术

（一）概述

消化内镜隧道技术（digestive endoscopic tunnel technique，DETT）是利用内镜在消化道疏松的黏膜下层建立一条位于黏膜肌层与固有肌层之间的通道，通过该通道进行黏膜层侧、固有肌层侧及穿过固有肌层到消化管腔外的诊疗技术。该技术利用黏膜层或固有肌层的完整性隔离消化道管腔与人体的其他腔隙，

避免气体和消化液的进入，在治疗的同时保证人体结构的完整。一直以来，消化内镜操作与外科手术之间的界限是消化管腔固有肌层，在预防穿孔上固有肌层是关键一层，它起到分隔消化管腔内化学性液体、气体、细菌与腔外正常组织的作用。隧道技术的开展，使消化内镜从消化管腔内经过一条不同于自然消化管道的"人工管道"进入消化管腔外，进行一部分以前需要经体表入路的手术，是真正意义上的内镜微创手术。目前隧道技术的应用领域有：①黏膜病变治疗，对大面积或环周早癌及癌前病变的切除；②固有肌病变，食管下括约肌切开或固有肌层来源肿瘤的切除；③消化腔外疾病的诊治，如纵隔或腹腔淋巴结切除、良性肿瘤切除等。

（二）常用的隧道技术基本流程

1. 开口的选择

(1) 纵开口：纵行切开食管黏膜，术后用金属止血夹由远及近依次夹闭开口。纵开口封闭创面较为方便，但内镜进入隧道相对困难，隧道口紧紧包绕内镜，隧道内气体压力相对较高。

(2) 横开口：横向切开食管黏膜，内镜进入方面，隧道内气体压力不高，但术后封闭创面较困难，需要

在切口肛侧端正中缝合第一枚金属夹，此金属夹可称为"锚"，以此金属夹为基准，依次纵行缝合。

(3) T形开口：T形切口，方便进镜及关闭创面，隧道口较宽，有利于隧道内气、水排出，一定程度上减少了隧道技术气体相关并发症。

2. 隧道技术建立的常用方法

(1) 治疗贲门失弛缓症隧道的建立：标准隧道长度10~12cm，从胃食管结合部口侧端8~10cm处开始建立隧道直至胃食管结合部的肛侧端2~3cm。

(2) 切除环周黏膜病变的隧道建立：一般采取多条隧道的方法，每条隧道宽度在2cm左右，最后保留最高位置的少许黏膜，在完成隧道后切除。

(3) 固有肌来源肿瘤切除的隧道建立：一般在肿瘤口侧端3~5cm处开始建立隧道，发现病变后不要急于切除，根据肿瘤大小应将隧道延伸至病变远端2cm左右处，可扩大操作空间。

（三）隧道技术常见的并发症

1. 一般情况

采用隧道技术进行上消化道病变切除是相对安全的内镜技术，但在早期小样本的研究中隧道技术治疗起源固有肌的肿瘤并发症发生率高达66.7%。随着内镜技术的不断发展与成熟，目前隧道技术治疗贲门失弛缓症及固有肌肿瘤的总体并发症发生率在8%~15%。最常见的并发症为气体进入周围组织及腔隙相关的事件，如皮下气肿、纵隔气肿、气胸、气腹等，发生率约为15%。其他并发症包括出血（0.6%）、肺炎（13%）、胸腔积液（9.5%）、术后疼痛、术中黏膜损伤、感染、胃食管反流病等。与并发症发生有关的危险因素包括术中使用空气、肿瘤起源于固有肌深层、肿瘤体积过大及操作时间过长等。

2. 常见并发症与处理

(1) 气体进入周围组织及腔隙：隧道技术最常见的并发症就是纵隔及皮下气肿、气胸、气腹等，也是隧道内镜操作所特有的。

① 皮下气肿：多由于食管固有肌层完整性得到破坏引起；极少数病例是由于黏膜下隧道开口相对较小，隧道内气体压力过大所致。气体由隧道穿过固有肌层损伤间隙进入纵隔，纵隔内压力过大，气体沿主气管前间隙进入皮下，引起颈部、胸部、腹部皮下气肿，术中患者的气道压明显高于正常值。

② 气胸：如损伤累及壁胸膜，气体沿破口进入胸腔则可出现气胸，症状明显者可出现血氧饱和度下降。

③ 气腹：胃食管结合部肌层完全切开后，气体经胃浆膜层进入腹腔，可引发气腹。

④ 气体栓塞：在理论上存在气体进入血液引起气体栓塞的可能性，但目前为止未见相关报道。二氧化碳是机体正常代谢产物，经组织吸收快，容易经呼吸排出，因此在进行隧道技术手术或其他内镜手术时采用二氧化碳可最大限度地降低以上问题的危险性。正常情况下，闭合隧道或黏膜破损处后，皮下气肿可自行吸收。如果气胸导致肺组织压缩体积超过30%可给予胸腔闭式引流。当气腹引起气道压升高，且SpO_2低于麻醉开始水平时，应给予腹腔穿刺放气。

(2) 术中、术后出血：黏膜下层血供丰富特别是胃食管结合部，建立隧道时应尽可能贴近固有肌层；见到裸露的较粗血管，可预先进行处理。如在术中有少量出血，先用冲洗暴露出血部位，再用电热止血钳进行止血。如遇小动脉波动性出血可改变电凝模式，采用软凝（soft coagulation）80W 进行止血。隧道内空间有限，如遇出血量过大影响视野，可将出血远端的黏膜侧进行切开，使血及血凝块流向消化腔内，从而更好地暴露视野，发现出血点。

术后迟发性出血在隧道技术中发生率远远低于胃 ESD 术后，在隧道封闭前应反复检查隧道内黏膜下组织及肌层，反复冲洗或吸引，处理可疑的渗血点，避免出现迟发性出血。对于术后迟发性出血患者，可先静脉使用止血药保守治疗，并密切观察出血的量和速度，如药物保守治疗效果差时，立即行胃镜检查，打开隧道并在内镜下止血处理。如食管、胃底止血效果欠佳或未发现明显出血点时，可采用三腔两囊管压迫也能达到良好的止血效果。

(3) 感染：消化道管腔并非无菌环境，在操作过程中有可能引起黏膜下及腔外组织的感染。目前，已知的主要感染原因：①口腔及食管的定植菌，如草绿色链球菌、金黄色葡萄球菌及肠道杆菌（大肠埃希菌、不动杆菌、铜绿假单胞菌等）；②食管内潴留的食物残渣和液体；③手术操作相关（包括术中、术后大出血，误伤纵隔、肺，隧道入口封闭不完全等）。在建立隧道前，先吸尽食管及胃内残留的液体，再用无菌生理盐水冲洗食管及胃腔。内镜操作过程中注意无菌观念。术前 30min 至术后 48h 推荐使用抗革兰阴性菌的抗生素，如术中操作时间＞2h，应在术中追加一次剂量的抗生素。操作过程中创面彻底止血，避免损伤食管壁外正常组织器官。术毕，尽量吸除食管腔及隧道腔内的液体，确保金属夹完整封闭隧道入口。纵隔脓肿多由于术后较早进食，此时隧道入口尚未愈合，食糜进入隧道进入纵隔引起感染，应内镜下清理食管隧道及纵隔污物，纵隔内置入引流管经鼻置于体外，不封闭隧道入口，延长禁食水时间，联合静脉应用抗生素，同时下空肠营养管进行肠内营养治疗，待纵隔脓肿充分引流后拔除引流管；或者行胸腔镜下清创引流术，同时行食管金属覆膜支架封堵食管未闭合的隧道，患者可正常进食半流或普通食物，待脓腔闭合拔出引流管，2个月后拔出食管支架。

(4) 术后疼痛：因操作过程中行黏膜下分离或食管固有肌切开后，纵隔疏松组织出现水肿，可能会出现胸骨后疼痛，多数程度相对较轻，如疼痛剧烈在生命体征平稳且排除可能穿孔及出血等并发症后，可适当给予药物止痛，一般术后24h疼痛可得到明显缓解，如果疼痛持续或加重应考虑出现其他并发症的可能。

(5) 其他并发症：术中如出现隧道黏膜损伤，可以用金属夹夹闭或在隧道内喷洒生物蛋白胶封闭。术后出现胃食管反流病一般可口服抑酸药+动力药，治疗后即可缓解，严重者可加大质子泵抑制药剂量，

也可选择内镜下治疗。

（四）典型病例分析

54岁女性，因"吞咽哽咽感"行超声胃镜检查发现食管黏膜下肿物5cm×9cm，遂行隧道内ESD术，术后第3日出现低热，心动过速，胃管有脓性分泌物引流出。行上消化道碘水造影时可见创面有数枚止血夹影，并发现对比剂由瘘口向纵隔外渗（图4-8A和B）。随后行胸腔镜清创+引流术，并在内镜下置入食管支架进行瘘口封堵，并置入鼻空肠营养管（图4-8C）。患者术后1周恢复经口进食，术后1个月拔出胸腔引流管，术后2个月拔出食管支架。

（五）总结

隧道技术的诞生打破了内外科的界限，很多以前需要外科治疗的病变，现在可以通过隧道技术进行内镜下微创治疗。但隧道技术也有其自身的缺陷性，如隧道内空间局限性，较大肿瘤的完整切除率低，并发症多等。其中最常见的就是气体进入周围组织及腔隙相关的并发症，CO_2的使用大大减少该并发症的发生及严重性。另外操作过程中操作者应仔细处理创面、封闭隧道口，减少各类并发症的发生。一旦发生

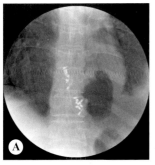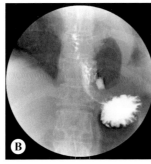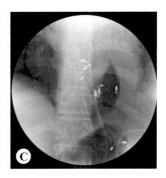

▲ 图 4-8 54 岁女性，因"吞咽哽咽感"行超声胃镜检查，食管隧道内 ESD 术后创面未闭合，出现瘘口

A. X 线片见隧道口较多止血夹影；B. 注入对比剂后对比剂渗到食管壁外；C. 放置腹膜食管支架覆盖瘘口，并放置胃空肠营养管

并发症，临床医师也应该早期识别并及时干预。

（安　薇）

四、典型病例分析

ESD 术中出血病例

50 岁女性，因"上腹部疼痛 10 个月余"入院。既往体健。10 个月前无明显诱因出现上腹部疼痛，以进食后为重，于当地医院行胃镜检查示胃底黏膜隆起性病变。

入院后 CT 示，贲门下黏膜下占位，考虑良性肿瘤可能性大（图 4-9）。EUS 示，胃平滑肌瘤，起源于固有肌层。血常规、生化、凝血功能、肿瘤标志物均正常。

诊断：胃黏膜下隆起（平滑肌瘤可能）。

治疗及并发症处理：完善术前检查及准备后，予行 ESD，术中出现出血（图 4-10），生理盐水冲洗暴露出血点，反复给予电凝止血及止血夹止血后出血停止（图 4-11）。术后给予禁食水、胃肠减压、抑酸、抗感染等对症治疗。

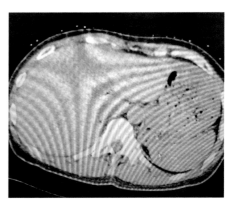

▲ 图 4-9 50 岁女性，因"上腹部疼痛10 个月余"入院，CT 图像

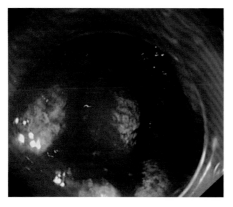
▲ 图 4-10　术中出血

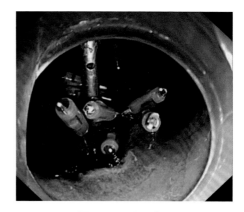
▲ 图 4-11　止血夹止血

（刘亚萍）

参考文献

[1] Tappero G, Gaia E, De Giuli P, et al. Ca-dold snare excision of small colorectal polyps. Gastrointestinal endoscopy, 1992, 38(3):310-313.

[2] Ferlitsch M, Moss A, Hassan C, et al. Colorectal polypectomy and endoscopic mucosal resection (EMR):European Society of Gastrointestinal Endoscopy (ESGE)Clinical Guideline. Endoscopy, 2017, 49(3):270-297.

[3] Kaltenbach T, Anderson JC, Burke CA, et al. Endoscopic removal of colorectal lesions-recommendations by the US multi-society task force on colorectal cancer. Gastrointest Endosc, 2020, 91(3):486-519.

[4] Kimoto Y, Sakai E, Inamoto R, et al. Safety and efficacy of cold snare polypectomy without submucosal injection for large sessile serrated lesions:a prospective study. Clinical gastroenterology and hepatology :the official clinical practice journal of the American Gastroenterological Association, 2022, 20(2): e132-e138.

[5] Suzuki S, Gotoda T, Kusano C, et al. Width and depth of resection for small colorectal polyps:hot versus cold snare polypectomy. Gastrointestinal endoscopy, 2018, 87(4):1095-1103.

[6] Horiuchi A, Nakayama Y, Kajiyama M, et al. Removal of small colorectal polyps in anticoagulated patients:a prospective randomized comparison of cold snare and conventional polypectomy. Gastrointestinal endoscopy, 2014, 79(3):417-423.

[7] Ito A, Suga T, Ota H, et al. Resection depth and layer of cold snare polypectomy versus endoscopic mucosal resection. Journal of gastroenterology, 2018, 53(11):1171-1178.

[8] Thoguluva Chandrasekar V, Spadaccini M, Aziz M, et al. Cold snare endoscopic resection of nonpedunculated colorectal polyps larger than 10mm:a systematic review and pooled-analysis. Gastrointestinal endoscopy, 2019, 89(5):929-936.e3.

[9] Rodríguez Sánchez J, Sánchez Alonso M, Pellisé Urquiza M. The "bubble sign" :a novel way to detect a perforation after cold snare polypectomy. Endoscopy, 2019, 51(8):796-797.

[10] Thoguluva Chandrasekar V, Aziz M, Patel HK, et al. Efficacy and safety of endoscopic resection of sessile serrated polyps 10 mm or larger: a systematic review and Meta-analysis. Clin Gastroenterol Hepatol, 2020, 18(11):2448-2455. e3.

[11] 小黒八七郎. 隆起性早期胃癌ポリペクトミー後の手術適応と経過. 消化器内視鏡の進步, 1979, 14:11-14.

[12] 赤松泰次, ほか. 内視鏡的ポリペクトミーを施行した隆起性早期胃癌7例の検討. Endoscopic Forum for digestive disease, 1986, 1:79-87.

[13] 平尾雅紀, ほか. 胃の腫瘍性病変に対する内視鏡的切除法. Gastroenterol Endosc, 1983, 25:1942-1953.

[14] 多田正弘, ほか. Strip-off biopsy の開発. Gastroenterol Endosc, 1984, 26:833-839.

[15] 井上晴洋, ほか. 早期胃癌に対する内視鏡的黏膜切除術—透明プラスチックキャップを用いる方法 (EMRC). Gastroenterol Endosc, 1993, 35:600-607.

[16] Gotoda T, et al. Incidence of lymph node metastasis from early gastric cancer-estimation with a large number of cases at two large centers. Gastric Cancer, 2000, 3(4):219-225.

[17] 豊永高史. 偶発症とその対策—手技的なものを中心に. 消化器内視鏡, 2005, 17:639-649.

[18] Minami S, et al. Complete endoscopic closure of gastric perforation induced by endoscopic resection of early gastric cancer using endoclips can prevent surgery. Gastrointest Endosc, 2006, 63(4):596-601.

[19] 小野裕之. EMR 後の穿孔に対するクリップによる縫縮術. 臨床消化器内科, 2000, 16:123-126.

[20] Eisen GM, Baron TH, Dominitz JA, et al. Guideline on the management of anticoagulation and anti-platelet therapy for endoscopic procedure. Gastroinetest Endosc, 2002, 55(7): 775-779.

[21] Toyonaga T, et al. Intraoperative bleeding in endoscopic submucosal dissection in the stomach and strategy for prevention and treatment. Dig Endosc, 2006, 18(s1): S123-S127.

[22] Oyama T, et al. Hemostasis with Hook knife during endoscopic submucosal dissection. Dig Endosc, 2006, 18:S128-S130.

[23] Enqiang L. Therapeutics of digestive endoscopic tunnel technique. Berlin:Springer, 2014.

[24] 中华医学会消化内镜学分会, 中国医师协会内镜医师分会, 北京医学会消化内镜学分会, 等. 消化内镜隧道技术专家共识 (2017, 北京). 中华胃肠内镜电子杂志, 2018, 35(1):1-14.

[25] 令狐恩强. 从内镜黏膜下剥离术、经口内镜肌切开术等技术的发展看内镜技术创新的基础与原则. 中华消化内镜杂志, 2011, 28(11):603-604.

[26] 马晓冰, 李惠凯, 朱静, 等. 经口内镜下肌切开术治疗贲门失弛缓症安全性和有效性的影响因素. 南方医科大学学报, 2016, 36(7):892-897.

[27] 熊英, 令狐恩强. 内镜隧道技术临床应用中的技术要点. 中华胃肠内镜电子杂志, 2014, 1(33):30-31.

[28] Liu BR, Song JT, Kong LJ, et al. Tunneling endoscopic muscularis dissection for subepithelial tumors originating from the muscularis propria of the esophagus and gastric cardia. Surg Endosc, 2013, 27(11): 4354-4359.

[29] Du C, Linghu E. Submucosal tunneling endoscopic resection for the treatment of gastrointestinal submucosal tumors originating from the muscularis propria layer. J Gastrointest Surg, 2017, 21(12):2100-2109.

[30] Wang H, Tan Y, Zhou Y, et al. Submucosal tunneling endoscopic resection for upper gastrointestinal submucosal tumors originating from the muscularis propria layer. Eur J Gastroenterol Hepatol, 2015, 27(7):776-780.

[31] Chen T, Zhou PH, Chu Y, et al. Long-term outcomes of submucosal tunneling endoscopic resection for upper gastrointestinal submucosal tumors. Ann Surg, 2017, 265(2):363-369.

[32] Ye LP, Zhang Y, Mao XL, et al. Submucosal

tunneling endoscopic resection for small upper gastrointestinal subepithelial tumors originating from the muscularis propria layer. Surg Endosc, 2014, 28(2):524-530.

[33] Li QL ZP, Yao LQ, Xu MD, et al. Daily diagnosis and management of delayed bleeding in the submucosal tunnel after peroral endoscopic myotomy for achalasia(with video). Gastrointest Endosc, 2013, 78(2):370-374.

[34] Mao XL, Ye LP, Zheng HH, et al. Submucosal tunneling endoscopic resection using methylene-blue guidance for cardial subepithelial tumors originating from the muscularis propria layer. Dis Esophagus, 2017, 30(3):1-7.

[35] Committee AT, Aslanian HR, Sethi A, et al. ASGE guideline for endoscopic full-thickness resection and submucosal tunnel endoscopic resection. VideoGIE, 2019, 4(8):343-350.

[36] Chiu PW, Inoue H, Rosch T. From POEM to POET:Applications and perspectives for submucosal tunnel endoscopy. Endoscopy, 2016, 48(12):1134-1142.

[37] Huang Y, Li B, Liang T. Tunnel endoscopy: Research progress and measures for prevention of complications. World Chinese Journal of Digestology, 2015, 23(18):2928-2935.

[38] 徐美东, 姚礼庆. 隧道内镜技术在食管胃疾病中的应用价值. 中华胃肠外科杂志, 2012, 15(7):659-661.

[39] Li H, Linghu E, Wang X. Fibrin sealant for closure of mucosal penetration at the cardia during peroral endoscopic myotomy(POEM). Endoscopy, 2012, 44(s2):E215-E216.

[40] Zhang WG, Linghu EQ, Li HK. Fibrin sealant for closure of mucosal penetration at the cardia during peroral endoscopic myotomy:A retrospective study at a single center. World J Gastroenterol, 2017, 23(9):1637-1644.

第5章 内镜逆行胰胆管造影术常见并发症及处理

一、内镜逆行胆道造影术及取石术

（一）概述

自 1973 年 Kawai 首次开展内镜乳头括约肌切开术（endoscopic sphincteropapillotomy，EST）作为胆总管结石的内镜下治疗手段以来，EST 一直作为胆总管结石治疗的首要标准程序。由于 EST 存在易出血的问题，1984 年 Staritz 提出将内镜乳头球囊扩张术（endoscopic papillary balloon dilation，EPBD）作为 EST 的替代方法推出。经过近 40 年不断发展和完善，目前内镜逆行胰胆管造影术（ERCP）已经成为治疗胆总管结石的首要手段和必要手段，其成功率高达 90% 左右。现阶段 ERCP 引导下内镜治疗胆总管结石通常包括：内镜乳头括约肌切开术、内镜乳头球囊扩张术、内镜胆道支架植入术（endoscopic biliary stenting，EBS）、网篮取石术、鼻胆管引流（endoscopic nose biliary drainage，ENBD）等，是目前 ERCP 治疗胆管结石的主要技术手段。

（二）内镜逆行胆管造影术及取石术的基本流程

1. 术前处理

术前给予用药［地西泮 5～10mg、杜冷丁（哌替啶）50～75mg、山莨菪碱 10mg］，口服达克罗宁胶浆 20ml，并给予吲哚美辛栓剂 100mg 纳肛。术中对患者心电、血压、脉搏及血氧饱和度等实时监测，由手术医师兼顾完成。术前告知患者及家属手术方法和风险，取得同意后施行手术。

2. 手术方法

常规使用十二指肠镜，进境至十二指肠乳头处，切开刀导丝插入胆管，注入对比剂，在 X 线透视下见到胆管显影，造影确认胆管结石的位置、数量、大小，插入导丝至结石远端，循导丝插入切开刀行乳头切开，取石时直径＜1cm 的结石用取石网篮取出，对于小的碎石用取石球囊将其带出，胆管结石直径＞2cm 时，先用碎石器将其粉碎，然后再用取石球囊或网篮清除碎石，如结石太多一次不能清除，可行二次取石，术后常规放置鼻胆管引流，密切观察患者生命体征。

（三）内镜逆行胆管造影术及取石术的并发症及处理

1. 一般情况

尽管目前指南已经不建议实施单纯的 ERCP 检查术，但仍需强调的是，内镜逆行胰胆管造影术及取石术完全不同于单纯的 ERCP 检查术，由于涉及取石相关的内镜操作，还需根据每个病例的具体病情不同而采取相对应的技术手段，进而出现的并发症亦不完全相同。由前述可知，ERCP 取石术是一类内镜技术的概括，在多种内镜技术综合应用下，取石术必然会涉及创伤和创口，以及相比常规 ERCP 检查术更高的

不良事件（adverse event）发生率。因此，除了常规 ERCP 并发症以外，还会带来较多术中及术后近期并发症。目前公认的 ERCP 引导治疗胆总管结石的严重并发症的发生率为 6%～15%，常见的并发症主要包括 ERCP 术后胰腺炎、出血、穿孔、感染及术后结石残留。

2. 常见并发症及处理

（1）ERCP 术后胰腺炎（post-ERCP pancratitis，PEP）的处理：PEP 是指发生在 ERCP 术后，以腹痛为主要症状，同时伴有血清淀粉酶及脂肪酶升高且高于正常上限 3 倍的胰腺炎。

PEP 是 ERCP 取石术最常见的并发症，据最新综述报道其发生率约为 9.7%，高危人群发病率甚至可高达 14.7%。与患者自身相关的危险因素包括 Oddi 括约肌功能障碍（sphincter of Oddi dysfunction，SOD）、女性、年轻患者、既往急性胰腺炎病史、肝外胆管无扩张者、血清胆红素水平正常者等。与内镜操作相关的危险因素中，困难插管（反复插管或插管时间超过 5～10min）被证实是 PEP 发生的独立危险因素，EST 同样是 PEP 的危险因素之一，有文献报道通过胰管支架置入术可以降低此类风险。一项多中心临床试验表明，与 EST 相

比，EPBD 与 PEP 的发病率显著增高有关，有大量文献表明未行 EST 的 EPLBD 可增加 PEP 的风险，亦有回顾性分析表明延长扩张时间会减少 PEP 的发生，而小切开（minimal EST）后行 EPBD 则不会增加 PEP 的风险。

处理：PEP 的术前处理需要充分的了解患者的既往病史。术中处理包括轻柔操作、选择性插管和减少对比剂的用量，必要时及时终止操作能减少 ERCP 术后胰腺炎的发生率与严重程度。在操作经验丰富的研究中心，临时性置入胰管内支架可以降低高危患者（如疑似或明确有括约肌功能障碍）发生 ERCP 术后胰腺炎的危险。术后处理包括建议 ERCP 术后 2～6h 常规监测胰酶变化，当存在 PEP 时临检指标应包含降钙素原，可以有效评估 PEP 的严重程度，同时应尽快完善 B 超或 CT 检查，如果怀疑存在胰管结石和出血坏死型胰腺炎时应考虑完善 MRI 检查。PEP 的药物治疗首先建议应用抗生素。抗生素在轻型 PEP 中是否有适应证尚不明确，但在重症 PEP 中被证实是有效的。推荐使用广谱类抗菌药物包括亚胺培南、美罗培南和喹诺酮类如环丙沙星。胰蛋白酶抑制药也被证实有效，尤其是对于 48h 内开始治疗的患者更有意义。

常规治疗除包括应用生长抑素、质子泵抑制药等外，还需要注意扩容、补液及静脉营养支持治疗。此外，非甾体抗炎药对 PEP 有预防作用，可考虑在 ERCP 前或后立即经肛门给予吲哚美辛或双氯芬酸 50mg 或 100mg。

(2) 出血及处理：出血是 ERCP 取石术最常见也是最严重的并发症，其发生率为 0.3%～2%，出血主要原因为 EST 操作所致的乳头出血，其次为胆道操作后所致的胆道出血，包括狭窄部位扩张后、胆道活检及消融治疗后。出血包括早期出血和迟发性出血，早期出血指在操作过程中及操作结束时出血，迟发出血是指操作后数小时甚至数周发生的出血。

危险因素包括凝血功能障碍、活动期胆管炎、肾衰竭、门静脉高压、ERCP 术前 3 天内或术后 3 天内应用抗凝血治疗、操作医生经验不足（完成病例少于 1 例 / 周）、EST、憩室旁乳头。

预防措施：建议使用混合电切模式代替单纯电切模式，可降低出血风险。同时可考虑应用 EPBD 代替 EST，EPBD 出血和穿孔的发生率极低，同时又可以保留 Oddi 括约肌功能。术前抗凝血药应当暂停使用，可咨询心内科 / 心脏外科医生，应用低分子肝素作为停用抗凝血药时的桥接抗凝方案。

处理：包括环乳头周围的黏膜下注射肾上腺素，可同时结合高温凝闭止血手段，如多级电凝或氩离子凝固术；内镜下球囊压迫括约肌可用于处理操作过程中的出血；对于胆总管中部及远端的出血或难治性 EST 出血在内镜下止血无效时可考虑采用全覆膜自膨式金属支架进行压迫式止血；内镜下难以控制的出血经上述手段无法控制后可考虑最终采用血管造影介入栓塞治疗或外科手术止血，两者对于难治性出血的疗效无显著差异，有文献报道血管介入止血可控制 83%～100% 的出血，且不管从损伤程度及患者家属接受度方面考虑，其均应该优先于外科手术。

（3）穿孔及处理：ERCP 取石术穿孔发生率为 0.08%～0.6%，常见于 EST 切开范围超过胆管或胰管壁内部分、内镜镜身引起的管腔穿孔及导丝胆管外刺穿或支架移位。其危险因素包括自身相关危险因素及操作相关危险因素。前者主要包括可疑括约肌功能障碍、女性、高龄、局部解剖结构改变（消化道术后或先天异常）；后者主要包括困难插管、对比剂黏膜内注射、操作时间过长、EST、狭窄胆道的扩张、EPLBD，以

及操作医师经验不足。

诊断：ERCP 取石术中 EST 怀疑穿孔时，可将少量对比剂通过导管注入，观察有无对比剂外渗。有对比剂外渗可确诊穿孔，但无对比剂外渗不能除外穿孔，可考虑行口服对比剂的上腹部 CT 以明确诊断。ERCP 取石术后出现剧烈不能缓解的腹痛应考虑合并穿孔的可能，新发腹腔游离气体基本可以确定穿孔存在，但气体量的多少不能说明穿孔的严重程度，也与预后无关。此外还需要注意迟发型穿孔（ERCP 术后6h 以上）的可能，此类型患者可能腹部体征较轻甚至无明显腹部体征及炎症反应，仅可通过影像学查见腹腔游离气体确诊。

处理：①对于十二指肠壁穿孔并不需要立即采取外科手术修复，因为患者在禁食水、预防性使用抗生素的情况下，医源性穿孔较少造成细菌污染，更适合于内镜下闭合，对于上述器械无法闭合或较大的创口可采用金属夹联合尼龙套圈进行闭合；②对于壶腹部穿孔可使用全覆膜自膨式金属支架封闭穿孔部位，一般认为应放置2周后再移除支架是安全的；③由于 ERCP 术后常规行ENBD，因此发生穿孔后针对胆汁无须做特殊引流处理，额外增加胃肠减压或许对穿孔症状缓解及减轻穿

孔部位水肿有一定帮助；④导丝引起的穿孔通常穿刺孔很小，一般可自行修复，无须外科干预，保持鼻胆管通畅，引流胆汁并采取禁食水、应用抗菌药、应用抑酶抑酸药及肠外营养支持即可，对于迟发型穿孔无腹部体征者亦可考虑采用上述方案处理；⑤对于金属或塑料支架移位引起穿孔的患者，无明显腹膜炎体征的可行内镜下支架移除并以金属夹闭合穿孔，如有腹膜炎体征则应考虑给予外科干预。

(4) 感染及处理：此节描述的感染不包括前述的 PEP，而是指 ERCP 取石后发生的急性胆管炎或急性胆囊炎。前者（可能原因包括逆行感染、胆管引流不畅、过量或加压注射对比剂）多与结石残留有关，有文献报道胆管机械碎石术后如胆管内有结石残留，术后胆管炎的发生率可高达 10%；此外还可见于胆管支架置入术后发生支架堵塞或移位。后者较为少见，既往合并胆囊结石的患者 ERCP 取石术后胆囊继发炎症的风险增加，此种情况多考虑为术前胆囊内既存在结石或泥砂样结石，ERCP 取石术过程中刺激胆囊收缩，导致胆囊排石堵塞胆囊管产生胆囊管梗阻，胆囊内胆汁引流不畅所致。根据专家推荐，如 ERCP 术前影像学检查提示 ERCP 术后胆道引流不完全可能大（如硬化性胆管炎、肝门部肿瘤），为减少 ERCP 术后胆管炎的发生，应给予预防性抗生素；在引流失败后则应立即静脉给予抗生素治疗。

处理：①针对结石残留，处理的最主要原则是保持胆汁引流通畅，ERCP 取石术后常规行 ENBD 可保持胆汁通畅引流，必要时也可考虑采用置入胆道支架确保引流效果；②针对术后急性胆囊炎可考虑第一时间行 B 超及 CT 检查对胆囊情况进行评估，如胆囊张力尚可则可以考虑给予抗菌药物进行保守治疗，如胆囊张力较高或非手术治疗疗效欠佳则可考虑行超声引导下经皮经肝胆囊穿刺置管引流术（percutaneous transhepatic gallbladder drainage，PTGD）解决胆囊梗阻，同时由于胆囊结石仍需进一步处理，可请肝胆外科会诊，拟定后继胆囊切除术治疗计划；③其余治疗应参照常规胆管炎的治疗方案给予液体治疗。

(5) 术后结石残留及处理：虽然 ERCP 取石术已有 90% 的成功率，但存在取石失败的情况，同时即使取石成功，也存在取石术后肝内胆管结石掉落至胆总管再次出现胆管炎或胆道梗阻的可能。结石残留的确诊有部分病例如合并肝内胆管结石的患者，在 ERCP 取石术前即可预测，更常见的是术后出现胆管炎表现、总胆红素异常性升高，可通过经鼻胆管胆道造影或 MRCP 明确诊断。发生原因最多见为 ERCP 取石术取石失败的巨大结石或嵌顿牢固的结石，其次为术前胆囊内存在胆囊结石，术后从胆囊内排出掉落至胆总管内。

处理：①针对取石失败的结石可考虑给予外科干预，行腹腔镜胆总管探查术（laparoscopic common bile duct exploration，LCBDE）并联合胆道镜进行取石；②针对胆囊排石导致残留结石由于乳头括约肌已经 EST 切开或 EPBD 扩张术后，大多数结石可自行排出，如无法排出则需再次行 ERCP 取石，同时针对胆囊结石病情需请肝胆外科会诊，拟定后继胆囊切除术治疗计划；③其余治疗应参照常规胆囊炎的治疗方案给予液体治疗。

（四）ERCP 术后还可见其他一些不良事件

包括以下情况：心肺并发症和麻醉意外；支架的阻塞和移位；网篮嵌顿，可通过松开结石或使用碎石器解决；对比剂相关并发症，表现为皮疹或过敏反应；胆石性肠梗阻，多发生在巨大结石取出术后；颞下颌关节脱位、肩关节脱位、牙外伤；门静脉空气或胆汁栓子，引起栓塞等。

（五）总结

ERCP 技术经过近 40 年不断发展和完善，目前已经成为治疗胆总管结石的成熟治疗手段，但由于其操作流程的创伤性及侵袭性，ERCP 严重并发症的发生率仍可高达 15%，且多数并发症仍可产生严重后果甚至导致死亡。因此，内镜操作医师必须不断提高操作熟练度并针对并发症第一时间采取正确的处理措施方能避免严重后果。

（刘亚萍　何相宜　张贤达）

二、内镜逆行胰管造影术及取石术

（一）概述

内镜逆行胰管造影术（endoscopic retrograde pancreatography，ERP）是通过十二指肠镜对胰管进行造影并行进一步干预的内镜诊疗技术，其目的主要是对胰管疾病的诊断和治疗。ERP 作为一种从内镜逆行胰胆管造影术（ERCP）进一步细分的内镜技术，因其主要应用对象为胰腺，其开展频率远低于 ERCP 术。目前美国消化内镜学会和欧洲消化内镜学会已经对ERP制订了详尽的指南，其适应证包括胰管结石等一系列胰管疾病，然而目前有关ERP相关不良事件的研究仍然较少。

（二）内镜逆行胰管造影术及取石术基本流程

1. 术前处理

术前给予用药[地西泮5～10mg、杜冷丁（哌替啶）50～75mg、山莨菪碱10mg]，口服达克罗宁胶浆20ml，并给予吲哚美辛栓剂100mg纳肛，术中对患者心电、血压、脉搏及血氧饱和度等实时监测，由手术医生兼顾完成。术前告知患者及家属手术方法和风险，取得同意后施行手术。

2. 手术方法

常规使用十二指肠镜，进境至十二指肠乳头处，切开刀导丝插入胰管，注入对比剂，在X线透视下见到胰管显影，主胰管显影需4～5ml，选择性胰管显影应适当掌握所用对比剂剂量及注药的压力，不可过多，造影确认胰管结石的位置、数量、大小，插入导丝至结石远端，循导丝插入切开刀，行乳头切开或球囊扩张，取石时直径<1cm的结石用取石网篮取出，对于小的碎石用取石球囊将其带出，胰管结石直径>2cm时，先用碎石器或ESWL将其粉碎，然后再用取石球囊或网篮清除碎石，若ESWL后一次取石未尽或因胰管过度狭窄等原因取石不成功者，可行二次取石或ERPD引流胰液解除胰腺梗阻。

（三）内镜逆行胰管造影术及取石术常见并发症

1. 一般情况

最近一项回顾性研究对ERP的不良事件进行了系统统计，结果可见，ERP的总体不良事件发生率约为18.9%，其发生率由高到低分别是腹痛、ERP术后胰腺炎、穿孔、出血。此外，心肺并发症、细菌感染、瘘，以及镇静药相关不良事件是相对罕见并发症。女性是ERP不良事件的主要独立危险因素。此外，急性复发性胰腺炎、慢性胰腺炎，以及可疑存在Oddi括约肌功能障碍（SOD）与术后不良事件显著相关。

2. 常见并发症及处理

(1) 术后腹痛及处理：术后腹痛是ERP术后最常多见的不良事件，其发生率约为9.8%。腹痛的定义为持续医学观察超过23h需要住院治疗但血淀粉酶/脂肪酶，以及影像学检查不符合胰腺炎诊断标准的。其原因可能与慢性胰腺炎组织纤维化后淀粉酶输出缺乏导致出现了不伴有淀粉酶升高的腹痛，且这也可能是轻症 ERP 术后胰腺炎的唯一临床表现。术后腹痛一般处理可给予止痛治疗，动态观察血常规及血淀粉酶、脂肪酶情况，如淀粉酶逐渐升高可按照胰腺炎给予治疗。

（2）ERP 术后胰腺炎（PEP）及处理：ERP 术后胰腺炎的定义与 ERCP 术后胰腺炎的定义相同，是指发生在 ERP 术后，以腹痛为主要症状，同时伴有血清淀粉酶及脂肪酶升高大于正常上限 3 倍的胰腺炎。PEP 是 ERP 取石术仅次于腹痛的最常见的并发症，其发生率约为 5.7%，在首次 ERP 治疗或后继 ERP 治疗中发生率没有明显的差异。女性及急性复发性胰腺炎与 PEP 发病率增高显著相关。与内镜操作相关的危险因素中，困难插管（反复插管或插管时间超过 5~10min）被证实是 PEP 发生的独立危险因素，EST 同样是 PEP 的危险因素之一，有文献报道通过胰管支架置入术可以降低此类风险。一项多中心临床试验表明，与 EST 相比，EPBD 与 PEP 的发病率显著增高有关，有大量文献表明未行 EST 的 EPLBD 可增加 PEP 的风险，亦有回顾性分析表明延长扩张时间会减少 PEP 的发生，而小切开后行 EPBD 则不会增加 PEP 的风险。

处理：PEP 的术前处理需要充分了解患者的既往病史。术中处理包括缩短胰管阻塞的时间、减少对比剂的用量、减少胰管插管次数。术后处理包括建议 ERCP 术后 2~6h 常规监测胰酶变化，当存在 PEP 时临检指标应包含降钙素原，可以有效评估 PEP 的严重程度，同时应尽快完善 B 超或 CT 检查，如果怀疑存在胰管结石和出血坏死型胰腺炎时应考虑完善 MRI 检查。PEP 的药物治疗首先建议应用抗生素。抗生素在轻型 PEP 中是否有适应证尚不明确，但在重症 PEP 中被证实是有效的。推荐使用广谱类抗菌药包括亚胺培南、美罗培南和喹诺酮类（如环丙沙星）。胰蛋白酶抑制药应用也被证实有效，尤其是对于 48h 内开始治疗的患者更有意义。常规治疗除应用生长抑素、质子泵抑制药外，还需要注意扩容、补液及静脉营养支持治疗。此外，非甾体抗炎药对 PEP 有预防作用，可考虑在 ERP 前或后立即经肛门给予吲哚美辛或双氯芬酸 50mg 或 100mg。

（3）消化道穿孔及处理：ERP 取石术穿孔发生率为 2.4%，其中包括导丝穿孔（1.8%）及其他穿孔（0.6%）。常见原因包括 EST 切开范围超过胰管壁内部分、内镜镜身引起的管腔穿孔及导丝刺穿胰管或支架移位。

其危险因素包括自身相关危险因素及操作相关危险因素。前者主要包括胰腺癌、可疑 SOD（无 EST）；后者主要包括困难插管、对比剂黏膜内注射、操作时间过长、EST、EPLBD 及操作医生经验不足。ERP 穿孔往往较难诊断，由于胰腺为腹膜后脏器，穿孔后渗出往往较为局限，且一般无腹腔内游离气体，取石术中 EST 怀疑穿孔时，可将少量对比剂通过导管注入，观察有无对比剂外渗。有对比剂外渗可确诊穿孔，但无对比剂外渗不能除外穿孔，可考虑行口服对比剂的上腹部 CT 以明确诊断。ERP 取石术后出现剧烈不能缓解的腹痛应考虑合并穿孔的可能，此外还需要注意迟发型穿孔（ERP 术后 6h 以上）的可能，此类型患者可能腹部体征较轻甚至无明显腹部体征及炎症反应。

处理：①对于胰管穿孔可使用胰管支架封闭穿孔部位，一般认为应放置 2 周后再移除支架是安全的；② ERP 术后行 ENBD 保持胆汁通畅引流通常可以减轻胰管的压力，额外给予胃肠减压或许对穿孔症状缓解及减轻穿孔部位水肿有一定帮助；③导丝引起的穿孔通常穿刺孔很小，一般可自行修复，无须外科干预，保持鼻胆管引流胆汁并采取一般的禁食水、应用抗菌药、应用抑酶抑

酸药及肠外营养支持即可，对于迟发型穿孔无腹部体征者亦可考虑采用上述方案处理；④如有腹膜炎体征则应考虑给予外科干预。

（4）出血及处理：出血是 ERP 取石术常见且严重的并发症之一，发生率与 ERCP 取石术类似，为 0.3%～2%，类似的原因为不管 ERP 还是 ERCP，出血的首要原因为 EST 操作所致的乳头括约肌出血。出血包括早期出血和迟发性出血，早期出血指在操作过程中及操作结束时出血，迟发出血是指操作后数小时甚至数周发生的出血。危险因素除 EST 外还包括凝血功能障碍、活动期胆管炎、操作医生经验不足（完成病例少于 1 例/周）和憩室旁乳头。有研究表明，抗凝血药或抗血小板药与出血无明显相关，亦有更早期的权威研究证实，应用抗凝血药而非阿司匹林与出血相关，目前关于 ERP 取石术中抗凝血药与出血的关系尚无定论。

处理：ERP 取石术中 EST 建议使用混合电切模式代替单纯电切模式，可降低出血风险，同时可考虑应用 EPBD 代替 EST。EPBD 出血和穿孔的发生率极低，同时又可以保留 Oddi 括约肌功能。此外还可以行环乳头周围黏膜下注射肾上腺素，同时结合高温凝闭止血手段，如多级电凝或氩离

子凝固术；内镜球囊压迫括约肌可用于处理操作过程中的出血；对于难治性 EST 出血在内镜下止血无效时可考虑采用全覆膜自膨式金属支架进行压迫式止血；内镜下难以控制的出血经上述手段无法控制后可考虑最终采用血管造影介入栓塞治疗或外科手术止血，两者对于难治性出血的疗效无显著差异。有文献报道血管介入止血可控制 83%～100% 的出血，且不管从损伤程度，还是患者家属接受度方面考虑，其均优先于外科手术。

（四）总结

ERP 是一种应用指征较窄、针对性较强的一种内镜下诊疗技术，其主要应用在胰腺及胰管疾病的诊断和治疗，其总体不良事件发生率接近 20%，相对较高。其危险因素主要与女性、急性复发性胰腺炎、慢性胰腺炎及可疑存在 Oddi 括约肌功能障碍显著相关。目前该技术仍属于前沿内镜诊疗技术，临床开展数量有限，行业内对该技术仍处于不断积累应用经验、收集不良事件及评估过程中，远期仍需更多临床研究以进一步分析并发症的发生原因并探寻降低并发症的手段和方法。

（刘亚萍）

三、内镜支架置入术

（一）概述

内镜支架置入术已经有 40 余年历史。1980 年德国 Soehendra 教授首先报道了塑料支架内引流术，Carrasco 于 1985 年将用于血管内的自膨式金属支架（self-expandable metal stent，SEMS）行金属支架内引流术（endoscopic metal biliary endoprothesis，EMBE）用于胆管狭窄的治疗。非覆膜自膨式金属支架（uncovered self-expandable metal stent）具有可膨性，膨胀后的口径可达 10mm，较塑料支架口径明显增加，引流效果与通畅时间明显优于塑料支架，且放置后发生移位少，缺点为放置后不易取出。随后全覆膜金属支架、部分覆膜金属支架、分叉金属支架逐步问世，可避免肿瘤组织长入支架内，提高了胆道引流效果。目前内镜胆道支架置入已经成为治疗胆道良、恶性疾病的主要微创方法，不仅在良恶性胆道狭窄、胆道引流，而且在术后胆道损伤、胆瘘中发挥着重要作用，逐步取代了部分外科胆道引流等手术治疗及 PTBD 术，逐渐成为首选治疗方式。

1983 年 Siegel 等首次对慢性胰腺炎胰管狭窄患者行胰管支架引流

术（endoscopic retrograde pancreatic drainage，ERPD），放置胰管内塑料支架。随后，ERPD 在胰管的良性狭窄、胰瘘、假性囊肿等疾病中发挥越来越重要的作用，具有微创、安全、疗效好的优势。近年来，包括抗移位支架、药物洗脱支架在内的具有特殊功能的新型支架不断被研发出来。在治疗指征上，2017 年欧洲消化内镜学会对于内镜胆道支架置入的适应证、支架类型选择和支架置入技术，如多塑料支架的插入、肝门部狭窄的支架引流及移位支架的取出等进行了更新。内镜支架置入术在 ERCP 手术中是最常用到的治疗技术，术中在操作前、中、后需要遵循一定的指征、规范、要领，尽可能在操作中避免可能会出现支架置入并发症的事件，但尽管如此，支架置入术操作会导致一定的不良事件发生，熟悉该技术可能出现的并发症及风险因素将有助于将并发症发生率降至最低，更好地应用该项技术。

（二）内镜支架置入术适应证及操作流程

ERBD 主要用于治疗恶性胆道狭窄所致的黄疸和胆管炎，也可以治疗慢性胰腺炎导致的胆管狭窄、肝移植术、胆囊切除术等手术后胆道狭窄或胆瘘，胆道金属支架发生阻塞时亦可以放置塑料支架来解除梗阻。内镜下胰管支架置入主要用于预防 ERCP 术后胰腺炎、慢性胰腺炎所致的胰管狭窄、阻塞，外科手术或胰腺炎导致的胰瘘、假性囊肿。极少数胰腺恶性肿瘤发生胰管高压，也可以放置胰管支架缓解。SEMS 主要用于减轻胰腺癌、胆管癌、壶腹癌、胆囊癌及转移性肿瘤导致的胆道梗阻，SEMS 更适用于生存期有望超过 6 个月的患者。全覆膜 SEMS 不仅可用于恶性胆道梗阻，在良性胆道狭窄的治疗上也应用得越来越多。

内镜支架置入术操作主要是基于前期的 ERCP 操作，术前需要做好器械准备及患者准备，确定好拟放的支架类型。以胆道下段恶性梗阻为例，首先进行选择性胆管插管，导丝进入胆管狭窄上方，将切开刀沿导丝进入胆道较高的位置进行造影，显示狭窄部位及范围，留置导丝，测算所需支架长度、直径及类型，沿导丝装入支架及相应的推送系统（推送管）推送支架越过狭窄，操作过程中，导丝需要保持一定的张力，避免导丝进入胆道过深，也要避免导丝牵拉过度而脱出胆道。支架释放出十二指肠乳头外应该保持一定的长度，通常支架远端的侧翼或双猪尾支架远端的标志环应该在乳头水平。对于塑料支架，应该避免支架肠内端暴露过多，防止支架抵触对侧十二指肠壁致肠壁损伤，甚至穿孔。对于SEMS，凸出十二指肠乳头外的金属网格一般控制在5格左右。

（三）内镜支架置入术并发症及处理

2012年欧洲消化内镜学会在胆道支架适应证、选择指南中总结了随机对照研究、前瞻性研究中有关支架并发症的数据，总结见表5-1。

1. ERBD 并发症及处理

ERBD 早期的并发症包括 ERCP 相关并发症、胆道感染、急性胰腺炎、出血、穿孔、早期支架移位、肾衰竭，远期并发症主要包括支架失效，譬如堵塞、移位（图5-1），以及支架移位造成的十二指肠黏膜损伤，罕见并发症有十二指肠穿孔（图5-2）、小肠穿孔。

（1）支架阻塞：支架置入后，十二指肠腔内容物及肠道细菌容易反流入胆管系统，肠道菌群在支架内定植，容易形成生物膜；另外，胆管内的泥沙型结石、脱落坏死组织易堵塞支架导致支架失效。对于胆管恶性病变，肿瘤组织生长或炎性肉芽组织增生亦会导致支架堵塞失效。一般而言，塑料支架置管后3个月支架堵塞率约为30%，6个月堵塞率约为50%。如患者出现胆

表 5–1　支架相关并发症

并发症	塑料支架 （n=825）	SEMS （n=724）	部分覆膜 SEMS （n=1107）	覆膜 SEMS （n=81）
功能失常 [a]	41%	27%	20%	20%
移位	6%	1%	7%	17%
堵塞	33%	4%	6%	7%
组织内生长	—	18%	7%	—
组织增生	—	7%	5%	—
胆囊炎	＜ 0.5%	1%	4%	不适用 [b]

a. 部分患者同时合并不同类型的支架功能失效；b. 多数肝移植后胆道狭窄患者胆囊已经切除或者当胆囊管被 SEMS 覆盖住时已经将支架置入胆囊中。SEMS. 自膨式金属支架

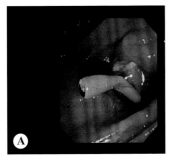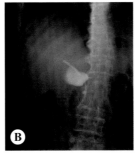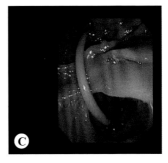

▲ 图 5-1　患者，男，67 岁，胰腺癌所致胆道恶性梗阻，行 ERBD

A. 支架末端位于十二指肠乳头外；B. X 线下支架放置位置良好；C. 一周后患者黄疸加重，复查血胆红素水平进行性升高，再次行十二指肠镜检查，发现塑料支架移位，支架大部分脱落至十二指肠腔内

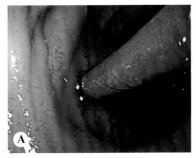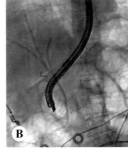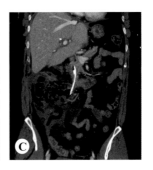

▲ 图 5-2　胆道塑料支架穿入十二指肠壁导致十二指肠穿孔

A. 内镜下可见胆管塑料支架穿入十二指肠壁；B. X 线下可见塑料支架穿透十二指肠壁；C. 冠状位 CT 可见支架穿透十二指肠进入后腹膜 [引自 Endoscopy international open, 2021, 9 (3): E461-E469.]

管炎症状或者黄疸消退不明显、甚至不降反升，往往提示支架堵塞可能，需要密切结合患者的病史、体征、生化检测结果进行评估。发生阻塞时，应该及时更换支架。可用异物钳或者圈套器将原先支架取出，再置入新的支架。如果无须更换新的支架，可以经胃镜直视下使用圈套器或异物钳抓取支架的十二指肠段，套牢 / 抓紧后将支架随内镜一同

取出。如果需要更换支架，可以直接选用大钳道十二指肠镜，用圈套器或异物钳将支架直接从钳道取出，再置入新的支架。目前用来预防和治疗胆管塑料支架堵塞的策略大致分为两种：①每隔一定时间，如 3 个月，进行预防性支架替换；②待出现胆道梗阻及时更换支架。

（2）胆道感染：胆道梗阻、狭窄患者原本就存在胆汁引流不畅，合

并细菌感染，如果置管后无法进行充分引流，细菌可沿胆管逆行，胆管支架置入过程中亦可将细菌带入胆道，可能诱发胆管炎发生。一旦发生胆管炎，或为了预防胆管炎，除术前、术后需要应用抗生素以外，最关键的部分是要确保胆道引流的通畅，分析导致胆道引流不畅的因素。有研究回顾91例支架相关胆管炎（SAC）发生因素，发现解剖性胆道狭窄，尤其是肝门部和多发性胆道狭窄患者发生SAC的风险较高，恶性胆道梗阻SAC发生率较高，总胆红素未恢复正常的患者SAC发生率较高，且SAC发生较总胆红素恢复正常的患者更早。

(3) 支架移位、滑脱：支架移位的发生率为5%～10%，尤其在十二指肠乳头括约肌切开后，支架移位率更高。与恶性狭窄相反，良性胆道狭窄中置入的塑料支架更容易移位；此外，置入单根支架较多根支架更易发生移位。支架发生移位可导致黄疸、疼痛、急性胰腺炎，经内镜检查和ERCP可确诊。塑料支架发生移位后，可将其取出或重新置入，或者利用球囊或者取石网篮使支架复位。对于近端移位的支架，可通过以下几种方法取出：① Soehendra 支架取出器，该支架取出器专门设计用于支架取出，方法为将带支架取出器的导丝置入支架腔内，将支架取出器与支架腔精确对接，旋转支架取出器与支架末端锚紧，最后经内镜工作通道将支架取出；②异物钳取出法，用异物钳通过乳头插入胆管到达支架的末端，尝试钳住支架，并将其向外拖出至十二指肠；③圈套器取出法，在支架内腔或支架旁插入导丝，通过套在导丝上的圈套器尝试抓取支架，一旦支架被圈套器套紧，可将其拔出。

(4) 十二指肠黏膜损伤：一般猪尾型支架较少引起十二指肠损伤。一体式支架若在十二指肠腔内露出长度较长，可导致十二指肠溃疡形成，甚至产生肠穿孔。近期一项研究回顾了13例确诊为支架移位导致的十二指肠穿孔（SMDP）患者资料，发现该并发症占胆道塑料支架置入的2.1%，占肝门部狭窄的4.3%。所有SMDP均发生于肝门部狭窄且支架长度 ≥ 12cm（范围12～20cm）。13例病例中10例支架位于肝左叶。其中，10例患者出现临床症状，3例无症状患者在择期取出支架时确诊。8例患者接受经OTSC内镜下治疗，4例患者虽经多次治疗，但最终死于败血症。置入支架≥12cm及支架置入左半肝内可能是SMDP的相关危险因素。因此，需谨慎选择合适长度的支架进行治疗。

(5) 胆道穿孔：胆道穿孔与操作中粗暴用力导致胆管损伤所致。如果所放支架尚能保持胆道引流通畅，可尝试进行非手术治疗，否则应立即行外科手术。

(6) 急性胰腺炎或高淀粉酶血症：属于常见并发症，按急性胰腺炎治疗即可。

2. EMBE 并发症

EMBE 的相关并发症与 ERBD

相似，但亦有略微不同之处，常见的并发症包括支架释放失败、支架错位、胆道感染、急性胆囊炎、支架阻塞（图 5-3）或移位等。

(1) 支架释放失败、支架错位：在 SEMS 置入前，如果不做好各个细节的准备，往往会导致 SEMS 释放失败、支架错位。各种准备工作包括充分润滑释放装置的管道；放置前需要测量狭窄的长度，选择合适长度的支架，确保支架释放完全

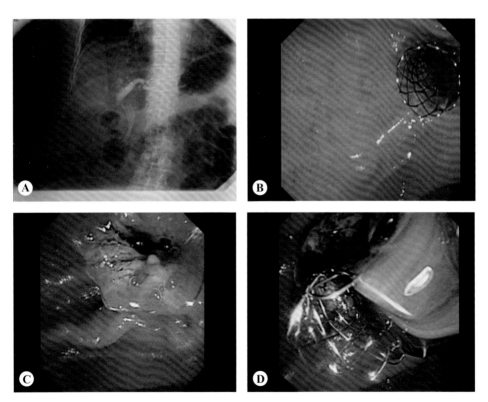

▲ 图 5-3　患者，女性，86 岁，因胰腺癌导致梗阻性黄疸，行胆道 SEMS 置入术

A. SEMS 置入术后 X 线显示支架位置良好；B. SEMS 末端位于十二指肠乳头外；C. 6 个月后患者再次出现黄疸加深，提示胆道梗阻，再次行 ERCP 发现原支架堵塞；D. 于原支架内再放置覆膜 SEMS

并完全扩张后，超过狭窄远、近端至少各 10mm，以防止肿瘤过度生长；应该避免支架末端顶在胆管壁上或十二指肠壁上；支架释放过程中需要在 X 线透视下和内镜监视下进行；释放时内镜医师应该拉紧或逐步退出外鞘管，以对抗支架离开内镜的趋势，抬钳器需要松开以保证外鞘管的顺利回撤；导管及导丝移除时需避免其卡在支架边缘或支架内。SEMS 释放后仅能向远端调整，无法向近端调整。相比 SEMS 而言，全覆膜 SEMS 在释放后仍可进行细微移动。

（2）胆道感染：与 SEMS 引流的胆道范围有限或者支架定位不佳有关。术前准确判断 SEMS 引流范围并进行精准支架释放，有助于减少并发症的发生。一旦出现胆道感染，除了使用抗生素外，可考虑在支架内放置鼻胆管或者塑料支架引流其他分支胆管。如果仍无法控制，必要时可选择经皮肝穿胆道引流术（PTBD）进行治疗。

（3）急性胆囊炎：肿瘤累及胆囊管或存在胆囊结石是 SEMS 相关性胆囊炎的危险因素，部分与 SEMS 阻塞胆囊管开口有关。有研究表明，覆膜和非覆膜 SEMS 置入导致急性胆囊炎的发生并无差异。目前也有建议在操作中尽量避免使用过长的覆膜 SEMS，以免影响到胆囊管开口，覆膜 SEMS 可用于既往接受胆囊切除术的患者或支架头端位于胆囊管开口下方者。可以尝试胆囊内预防性置入塑料支架，但该操作除了可能造成导丝穿孔或支架置入失败而导致急性胆囊炎发作以外，还需在操作时避免在胆囊内注射过多对比剂。发生急性胆囊炎后，除使用抗生素治疗外，若症状无法控制，可在超声引导下行胆囊穿刺引流。

（4）支架阻塞：SEMS 阻塞的原因与肿瘤组织经支架网眼侵入，或者肿瘤向侧方生长或胆泥等填塞有关。选择覆膜 SEMS 能够有效减少此类发生。在操作时，支架膨胀后应使其两端超过肿瘤组织 1cm，若支架内有胆泥、结石等物阻塞，可再次经 ERCP 行球囊或者网篮清理，并放置覆膜 SEMS 或塑料支架（患者预期寿命＜ 3 个月）。

（5）金属支架移位：非覆膜 SEMS 移位率低，覆膜 SEMS 的移位率为 3%～13%。金属支架向上移位时可采用扩张球囊将其取出，将扩张球囊插入 SEMS 内或移位的支架旁，扩张球囊，拖拽支架并将其缓慢地拉离胆道。也有报道可使用覆膜 SEMS 辅助 SEMS 取出，通常在胆道 SEMS 置入后常规方式不能移除时采用，通过支架内放置另一根覆膜 SEMS，使得前支架内增生的组织受压坏死，2周后可将原支架成功取出。如果 SEMS 向下移位并穿入十二指肠壁，有报道可应用氩离子凝固术对移位的 SEMS 进行裁剪，一般将 APC 的功率设为 60～80W，气流量为 1.5L/min。

3. ERPD 并发症

除 ERP 本身并发症外，胰管支架相关并发症包括支架堵塞、支架移位，以及很罕见的因支架导致的胰管穿孔。

(1) 胰管支架堵塞：支架堵塞的机制与胰管内蛋白栓、胰腺分泌物沉淀及细菌结晶等因素有关。因胰管支架几乎均被用于良性疾病，支架堵塞后极少患者出现胰腺炎或腹痛，因此一旦发现支架堵塞，可以考虑及时取出或置换。选择大口径（譬如 10Fr）及大侧孔胰管支架可以减少堵塞的发生。

(2) 胰管支架移位（图 5-4）：支架可向内或者向外移位，内移位的发生率为 5.2%，外移位发生率为 7.5%。处理内移位支架，是一个技术难题。胰管支架内移位的相关因素包括 Oddi 括约肌功能不全及支架长度＞7cm 等。既往一项回顾性研究表明，80% 近端移位支架可经内镜取出，10% 留在原位可无临床后果，另 10% 需要手术取出。随着覆膜 SEMS 被运用于胰管狭窄治疗，其向近端的移位率约为 8%。对于向近端移位的支架，采用的取出方法与处理胆道内移位支架相似，可采用球囊向外拖拉、活检钳抓取或圈

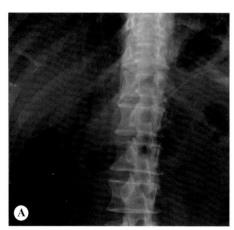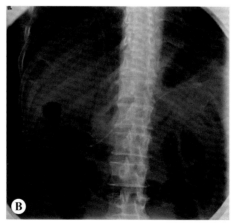

▲ 图 5-4 患者，男，60 岁，胰管塑料支架置入术后 1 个月，仍有腹痛发作入院

A. X 线下发现支架已移位入胰腺体尾部，主胰管头部轻度狭窄，体部胰管轻度扩张；B. 尝试用圈套器、超细活检钳及 7Fr 探条进入胰管都无法通过胰头部狭窄段，后沿导丝置入 5Fr×7cm 单猪尾胰管支架

套器取出等技术。但胰管管腔狭小，如果合并狭窄，器械操作空间更为有限，而内镜下取出失败往往与胰管远端存在梗阻有关。此外，也有报道应用 SpyGlass 直视下使用活检钳抓取出支架的报道。

（四）总结

内镜胆胰管支架置入术已有 30 多年的历史，目前在多种胆胰良恶性疾病的治疗中发挥重要的作用。相比外科分流手术，内镜胆胰管支架置入术创伤小；相比 PTCD，此类手术为内引流，能恢复胆汁排泄的生理状态，便于护理，患者恢复快。尽管此类技术更为安全、有效，但临床上仍有支架置入相关不良事件的发生。内镜医师在进行操作时，需熟知该操作可能出现的风险，在术前、术中做好各项精细准备，选择合适的长度、直径及类型的支架，合理放置，以期将后续不良事件发生率降至最低。对于支架放置后出现的各种失效，需要结合患者的症状、体征、血液学检查，必要时可结合内镜下观察及 CT 等影像学检查等进行判断。对于胆胰管支架放置后常见的并发症如胆管炎、堵塞、移位等的处理，需要结合具体情况具体分析，实施合适的策略。如存在困难，可以推荐至 ERCP 诊疗经

验丰富的医师进行治疗。

（周春华）

四、胆胰子镜检查

（一）概述

1968 年，内镜逆行胰胆管造影术（ERCP）的临床应用被首次报道，自此开启了消化内镜诊治胆胰疾病的新篇章。经口胆管镜检查（peroral cholangioscopy，POC）于 20 世纪 70 年代被引入，可以直接显示胆胰管树，使导管内疾病的诊断和治疗迎来了新的发展。第一代的胆管镜被称为"子母镜"，需要两名内镜师分别来操控作为母镜的十二指肠镜和作为子镜的胆管镜，但因其镜身的脆弱性、购置成本高、复杂困难的安装、仅能两个方向调节等缺点目前已很少被使用。POC 已经历了跨越多代设备的重大变革，2005 年第一台单人操作胆管镜（single-operator cholangioscopy，SOC，采用 SpyGlass 系统）问世。2007 年，Chen 等首次报道 SpyGlass 系统的临床前期应用，证实其腔内可视性、引导进入及活检的可操作性，在其纳入研究的 35 例患者中，操作总体成功率为 91%（95%CI

77%～98%），仅 2 例患者出现相关并发症。2015 年又推出了数字化单人操作胆管镜（digital-SOC，D-SOC）系统，显著提高了图像分辨率、拥有更宽的视野、更亮的光源，其前端光纤更软，增加了治疗通道的内径，并可以进行四个方向调节，这些系统的优化都进一步彻底改变了现代 POC。最新一代的 D-SOC 被称为 SpyGlass DS（Boston Scientific），使用一根 10Fr 的导管，该导管包含一根光纤探头，可穿过 ERCP 使用的十二指肠镜进入胆胰管腔内。导管拥有一个专用的 1.2mm 工作通道，可通过相关附件实现胆胰管腔内的观察、直视下活检、取石、射频治疗等。

目前 SpyGlass 系统对于胆道疾病主要应用于胆管结石（和其他胆管内充盈缺陷）、不明原因的胆管狭窄、胆管癌分期中导管内肿瘤的评估、肝移植后胆道疾病，胆道结石碎石术、胆道肿瘤消融治疗、选择性胆管插管、取出移位支架等。在胰腺疾病中主要应用于胰管内肿瘤、胰管结石、不明原因胰管狭窄等诊治。

（二）胆胰子镜检查基本流程

胆胰子镜的操作是在 ERCP 基础上完成的，将子镜插入十二指肠镜的工作通道，然后再选择性进入胆管或胰管进行后续诊疗。目前临床开展的胆胰子镜检查可由一名 ERCP 内镜医师同时操作十二指肠镜和子镜（因此称为"单人操作"胆管镜，SOC）。因操作时间较长，一般需要在麻醉下进行。检查禁忌证与十二指肠镜操作有相同之处，对于有上消化道狭窄、凝血功能障碍、有严重心肺功能禁忌者、精神障碍不能配合者不应实施该项操作。

（三）胆胰子镜检查常见并发症

1. 胆道子镜常见并发症及处理

POC 是一种相对安全的操作，文献中报道的并发症发生率为 4%～22%。与胆管镜检查相关的主要并发症有胆管炎、胰腺炎、胆道出血、肝脓肿、胆漏、穿孔和空气栓塞。几乎所有上述并发症都与单纯 ERCP 没有区别。一项对于 2000—2016 年 45 项研究的系统回顾和 Meta 分析中，所有接受 POC 的患者的并发症发生率为 7%（95%CI 6%～9%），严重不良事件发生率为 1%（95%CI 1%～2%）。其中胆管炎、胰腺炎、穿孔及其他不良事件发生率分别为 4%（95%CI 3%～5%）、2%（95%CI 2%～3%）、1%（95%CI，1%～2%）和 3%（95%C 2%～4%）。这与单纯

ERCP 的并发症发生率相当。最近的一项系统调查估计 ERCP 并发症发生率为 6.85%（95%CI 6.46%～7.24%），严重并发症发生率为 1.67%（95%CI 1.47%～1.87%）。然而，Sethi 等的一项回顾性研究比较了 402 例在 ERCP 过程中进行胆道镜（使用传统胆管镜和第一代 SpyGlass）的患者与 3475 例仅行 ERCP 的患者之间的并发症发生率，发现第一组患者和第二组患者的总体并发症发生率为分别为 7% 和 2.9%（OR=2.5，95%CI 1.56%～3.89%）。在亚组分析中也显示第一组胆管炎的发生率（1.0%）较第二组（0.2%）更高（OR=4.95，95%CI 1.06%～19.67%），但是两组之间胰腺炎和穿孔的发生率相似。Bernica 等最近报道了一项多中心的回顾性研究，作者将 341 例患者按年龄分层分成不同的三组，比较了胆管镜相关的并发症，结果显示总的并发症发生率为 7.3%，三组之间并发症发生率没有统计学差异。

POC 常见的并发症是胆管炎（4%）和胰腺炎（2%）。最常见的是胆管炎，这可能与胆道镜检查时导管内冲洗导致细菌逆行流动，同时持续或间歇冲洗增加了胆管腔内的压力有关。虽然 POC 会增加胆管炎的风险，但围术期应用抗生素预防可能会显著降低风险。Turowski 等报道了在手术中进行胆管镜的 250 例患者并发症的发生率为 13.2%，其中胆管炎是最常见的并发症（8%）。40% 的患者在术前使用了预防性抗生素，与未接受抗生素预防的患者（60%）相比，胆管炎的发生率显著降低（1% vs 12.8%，$P < 0.01$）。因此，作者建议所有接受胆管镜检查的患者都应建议使用围术期抗生素。POC 术后胰腺炎的并发症发生率较低，可能是由于较高比例的患者在进行胆管镜前就进行了括约肌切开的操作。

胆管结石是最常见的胆系疾病之一，大约 90% 的胆管结石可以在括约肌切开的辅助下被成功取出，但仍有 10%～15% 的胆管结石被认为是需要额外技术或器械辅助的困难结石。机械碎石（ML）和乳头大球囊扩张（EPLBD）是目前用于困难胆管结石的取石技术。胆管镜在过去 10 年的快速发展使其能直接进入胆道而处理胆管结石，尤其是第二代的单人操作的光学胆管镜对困难胆管结石的取出更具有优势，其中包括胆管镜引导下的液电碎石（EHL）和激光碎石（LL）。最近的一项系统回顾中指出，LL（95.1%）较 EHL（88.4%）和 ESWL（84.5%）有更高的结石完整清除率（$P < 0.001$）。同时，并发症的发生率在

EHL（13.8%）中要明显高于 ESWL（8.4%）和 LL（9.6%）（P=0.04）。一项关于 SOC 治疗困难胆管结石的国际多中心研究中显示 EHL 和 LL 的成功率分别为 96.7% 和 99%（P=0.31），并发症发生率分别为 3.3% 和 5.0%（P=0.54）。Buxbaum 等比较了对于直径 > 1cm 的胆管结石，POCS- 辅助碎石和传统技术（ML 和 EPLBD）取石，结石完整取出率分别为 93% 和 67%，并且并发症的发生率没有显著差异（9.5% 和 11.1%）。Angsuwatcharakon 等比较了 EPLBD 失败后 POCS- 引导下 LL 和 ML 取石，结石完整取出率分别为 100% 和 63%，并发症发生率分别为 6% 和 13%。目前国内外共有 10 余篇文献报道了 SpyGlass 内镜引导的胆管结石治疗的并发症率为 0%～25.4%，其中胆管炎、急性胰腺炎是最常见的不良事件。SOC- 引导的碎石因其操作时间更长，因此较单纯 SOC 诊断的操作容易带来更多的并发症。但总的来说，现有数据表明 SOC 引导碎石是治疗困难 BDS 的有效和安全的方法。

虽然 POC 的并发症发生率在 Meta 分析中似乎与传统 ERCP 相似，但 POC 是否会增加 PSC 患者的并发症风险仍存在争议。有学者认为由于胆管狭窄使对比剂注射后得不到充分引流，以及高频率的胆管括约肌切开，会使 PSC 患者在 ERCP 术后发生胆管炎的风险增高。然而，在一项对 92 例接受 SOC 治疗的患者（其中 36 例患者患有 PSC）的回顾性研究中，在 PSC 和非 PSC 患者中总体并发症发生率没有差异，分别为 14.0% 和 23.2%（P=0.27），感染的发生率也没有差异，分别为 3.0% 和 4.0%（P=0.83）。一项对 341 例患者（其中 12 例患者患有 PSC）的单独回顾性研究也发现，患有和不患有 PSC 的患者的并发症发生率相似。国内外总共有 10 余篇文献报道了 SpyGlass 内镜用于不明性质胆管狭窄的视觉印象诊断，并发症发生率为 2.8%～25.4%，其中胆管炎是最常见的不良事件。

SpyGlass 内镜也可用于恶性胆管狭窄的射频消融（RFA）治疗。2011 年 Steel 等首次报道了胆管内镜引导的 RFA 在胆道肿瘤中的应用，并发症发生率为 13.6%。郭享等在 SpyGlass 内镜引导下对 12 例胆管癌患者实施胆管腔内 RFA 治疗，无并发症发生。Ogura 等发表的一项回顾性病例系列研究，RFA 后直视下置入覆膜金属支架，并发症率为 8.3%，表现为较好的安全性。

2. 胰管子镜常见并发症及处理

胰管镜检查的并发症并不多见，

主要是急性单纯性胰腺炎表现为上腹痛，可能是由于乳头水肿或胰管内压力升高所致。Sethi 等的回顾性研究中评估了胰管镜检查后出现的并发症，如胰腺炎，虽然与 ERCP 技术相比，胰管镜检查后患者的并发症发生率更高，分别为 7% 和 3%，但胰腺炎的发生率在两种操作之间是相似的，分别为 2.2% 和 1.3%。到目前为止，尚无发生严重胰腺炎及胰管穿孔的报道。

Brewer 等报道的一项国际多中心研究中，利用 SpyGlass 内镜治疗胰管结石，并发症率为 10.1%，其中超过 3 枚结石是胰管结石治疗成功的独立风险因子。目前共有 4 篇研究报道了 SpyGlass 内镜治疗胰管结石的情况，并发症发生率为 4.7%～30%。

（四）罕见并发症及处理

胆胰子镜的罕见并发症（包括有心肺方面或与麻醉镇静相关的并发症）发生率为 0.5%。另外，空气栓塞也是罕见但严重的并发症，报道发生于 0%～2.3% 的操作中。推荐尽量用水进行冲洗以获得比较好的视野，以及用 CO_2 代替空气进行充气尽量减少这种致命的不良事件发生。虽然文献中也有关于过量的 CO_2 注入形成 CO_2 栓子的病例报道。通过乳头括约肌大切开或内镜乳头大球囊扩张也可能降低空气 / 气体栓塞的风险，然而这一点尚未得到证实。

（五）总结

胆胰子镜总体来说被认为是安全的，虽然胆管镜检查后可能有较高的胆管炎风险，但单剂量抗生素的使用就可以降低风险。胆胰子镜和 ERCP 都有相关并发症，临床医生需要根据患者的病情、手术适应证和总体风险因素进行个案评估，比较每种方法的安全性，选择合适的诊疗方案。

（龚婷婷）

五、其他相关操作常见并发症及处理

（一）概述

在 ERCP 衍生技术范畴内，除前几节描述的临床上较常用的 ERCP 衍生操作技术以外，还有部分技术［包括胆胰管细胞活检、刷检及脱落细胞学检查术、胆胰管探条扩张术及胆管腔内超声（intraductal ultrasonography，IDUS）等］具有明确的临床应用指征和诊疗意义，但相关文献中对此类技术的并发症情况描述较少，不过仍能收集到一些相关不良事件，需引起重视和注意。本节针对此类操作的常见并发症及处理进行阐述。

（二）相关技术的基本流程及并发症处理

1.胆胰管细胞活检、刷检或脱落细胞学检查的基本流程及并发症处理

ERCP引导下胆胰管细胞活检、刷检及胰液脱落细胞学检查均是临床常用的、针对可疑胆胰管恶性肿瘤所采用一类组织细胞学检查手段，其特异性强，对鉴别良恶性肿瘤具有重要的诊断价值，且相对于经皮穿刺活检技术而言，其取材质量更高且肿瘤播散风险更低。其中胆胰管细胞活检和刷检均为ERCP引导下直接进行病理组织取材，而胰液脱落细胞学则首选需要解决胰管闭塞的问题，再通过提取纯净胰液进行脱落细胞学检查。

（1）基本流程：完善术前准备，常规ERCP检查，应用造影导管或双腔切开刀插管了解胆管情况，明确病变部位及范围。沿造影管插入导丝，退出造影管，沿导丝将双腔细胞刷外套管越过病变部位，推出细胞刷，细胞刷上不透X线标记可显示细胞刷在狭窄处的位置。将细胞刷在病变处反复摩擦，留置导丝，然后将细胞刷退到外套管内再拔出细胞刷和外套管，即刻送病理科专人检查；或者沿导丝插入活检钳，初步确定活检的部位，X线透视下在病变处活检2或3块组织，送病理科专人检查。

（2）并发症及处理：总体而言，此类技术术后并发症极低，有研究对50例患者进行了胆道细胞活检和刷检，其未观察到任何并发症情况。国内一项报道中，对50例患者进行了胆胰管细胞活检、刷检及脱落细胞学检查，总并发症发生率为14%〔包括4例轻度胆道感染患者（8%）及3例一过性腹痛患者（6%）〕。除此之外，在笔者所在内镜中心还遇到过胆胰管出血的情况。

处理：①针对胆道感染，可在操作前向胆管内注射抗生素，可有效预防术后胆道感染，同时操作结束后可给予吲哚美辛纳肛，术后出现胆道感染应首先保持胆胰液引流通畅，抗生素可选择广谱类抗生素（如第三代头孢），其余对症治疗同胆道感染对症处理。②针对一过性腹痛，需留观严密观察病情变化，复查上腹部CT并动态监测血淀粉酶情况，注意有无PEP的情况。腹痛症状大多可在术后24～48h自行缓解，症状严重者可考虑给予山莨菪碱

解痉治疗，在排除 PEP 及穿孔等严重并发症后亦可考虑给予镇痛治疗。③针对胆胰管出血，主要以术中操作后即刻出血为主，大多可通过球囊压迫出血点进行局部止血，极少数难以处理的严重出血可考虑血管介入栓塞止血或最终采取外科干预。

2. 胆胰管球囊或探条扩张术的基本流程及并发症处理

胆胰管探条扩张术是 ERCP 引导下多种衍生技术的底层技术，广泛应用于胰胆管支架置入术、胰胆管取石术及胰胆管狭窄扩张术中等合并胆胰管狭窄的情况。

(1) 基本流程：完善术前检查，常规 ERCP，插管成功后注入适量对比剂，明确胆胰管狭窄部位、程度、长度，在导丝引导下使用合适的扩展球囊或扩张探条对狭窄段进行逐级扩张，根据狭窄部位程度和长度及患者经济情况选择放置合适塑料支架或者金属支架引流。

(2) 并发症及处理：并发症在文献报道中较少提及，笔者所在内镜中心遇到的胰胆管探条扩张术并发症主要为穿孔，穿孔原因多与胆胰管因病变所致狭窄、畸形有关，穿孔部位多为狭窄段的远端，或者肿瘤侵犯部位，处理措施主要为保持胆胰液的充分引流，严重穿孔的处理措施同 ERCP 取石术穿孔的处理

措施，还有部分穿孔症状较轻仅给予对症治疗即可自行治愈。

3. 胆管腔内超声的基本流程及并发症处理

胆管腔内超声（intraductal ultrasonography，IDUS）是一种具有独特特征的形态影像技术，适用于胆道系统狭窄管腔的管壁及其结构的影像学检查。由于 IDUS 技术特点的优势（探头所及 2cm 内图像质量较高），胆管和胰管被评估为最为适合的检查器官，其对于不明原因的胆道狭窄及明确胆管癌的浸润程度，IDUS 结合胆管活检术可优于其他技术组合。但针对胰腺疾病，目前除了 IPMN 以外，IDUS 在胰腺疾病的诊断作用有限。

(1) 基本流程：完善术前准备，先行常规 ERCP，胆管深插管成功后进行胆道造影，判断胆管狭窄部位及性质，然后进行十二指肠乳头括约肌切开，胆管内置入导丝通过狭窄段，沿导丝插入超声探头行自上而下的多次扫查，并测量病灶。

(2) 并发症及处理：目前关于 IDUS 的并发症报道较少，国内一项对 15 例患者的研究报道，总计 6 例患者出现并发症，2 例患者胆道出血（13.3%）、2 例患者急性胆管炎（13.3%）、高淀粉酶血症和急性胰腺炎各 1 例（6.7%）。上述并发症处理

措施基本同前面章节内相应并发症处理的措施，此章不再赘述。

（三）总结

目前针对胆胰管细胞活检、刷检及脱落细胞学检查术、胆胰管探条扩张术及IDUS的并发症研究仍然较少，总体而言上述技术均侧重于检查的内镜技术，同时具备一定的治疗功能，总体而言并发症发生情况较低，但仍需谨慎处置，避免出现病情加重的可能。

（刘亚萍）

六、典型病例分析

（一）ERCP取石术穿孔病例

患者男性76岁，因上腹痛伴皮肤、巩膜黄染20天入院。既往有胆囊切除史及胆总管切开取石术史。20天前无明显诱因出现上腹痛疼痛，伴恶心、呕吐、尿黄、皮肤、巩膜黄染。CT及MRCP均考虑胆总管结石（图5-5和图5-6）。

入院后实验室检查结果：①血常规正常；②血生化结果显示总胆红素254.4μmol/L，直接胆红素212.1μmol/L，间接胆红素42.3μmol/L，白蛋白28g/L，丙氨酸氨基转移44U/L，门冬氨酸转移酶83U/L，谷氨酰转肽酶47U/L，电解质正常；③CEA、CA199、AFP检测结果均正常。

诊断：①胆总管结石伴梗阻性黄疸；②胆囊切除术后；③胆总管切开取石术后。

治疗及并发症处理：完善术前检查及准备后，行ERCP取石术，术中造影见胆总管多发结石（图5-7）。以球囊取石后，出现乳头对侧肠黏

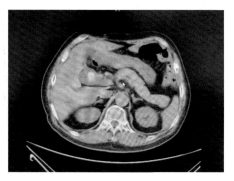

▲ 图5-5 ERCP取石术穿孔病例，术前CT图像

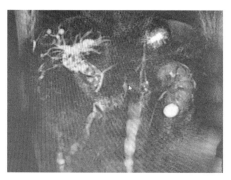

▲ 图5-6 ERCP取石术穿孔病例，术前MRCP图像

膜穿孔（图 5-8）。发现穿孔后，立即更换胃镜，以普通止血夹数枚夹闭穿孔部位（图 5-9），夹闭后反复十二指肠造影，未见对比剂外渗，留置鼻胃管一根（图 5-10）。术后给予禁食水、胃肠减压、抑酸、抗感染等对症治疗。

（二）结石嵌顿导致出血病例

因胆总管结石对患者行 ERCP 术，术中发现结石嵌顿于十二指肠壶腹部。行 EST 后发现嵌顿结石，切开处出血明显（图 5-11）。取石解除嵌顿后，出血仍未停止（图 5-12）。更换为直视镜后，前端安装透明帽对

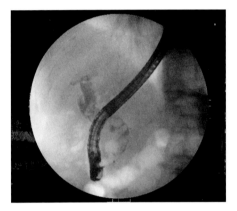

▲ 图 5-7　ERCP 取石术穿孔病例，术中造影发现胆总管多发结石

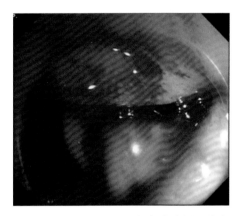

▲ 图 5-8　ERCP 取石术穿孔病例，术中发现穿孔

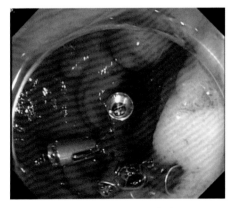

▲ 图 5-9　ERCP 取石术穿孔病例，以止血夹夹闭穿孔

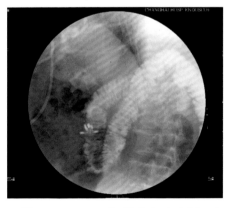

▲ 图 5-10　ERCP 取石术穿孔病例，夹闭穿孔后造影

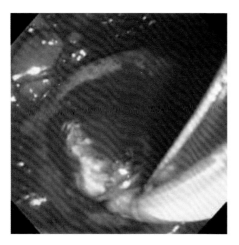

▲ 图 5-11　结石嵌顿导致出血病例，EST 后发现结石嵌顿于壶腹部，切开处出血明显

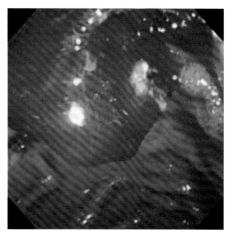

▲ 图 5-12　结石嵌顿导致出血病例，取石后 EST 切开处仍有出血

出血部位进行观察（图 5-13），内镜下喷洒止血药后成功止血（图 5-14）。

（三）憩室内乳头 EST 后出血病例

因胆总管结石对患者行 ERCP术，术中发现十二指肠主乳头位于憩室内（图 5-15A），插管后行 EST（图 5-15B），发现切开处出血明显（图 5-16）。清除胆总管结石后，以取石球囊压迫出血部位，出血停止（图 5-17）。

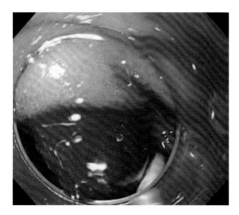

▲ 图 5-13　结石嵌顿导致出血病例，更换直视镜，镜头前端安装透明帽观察出血部位

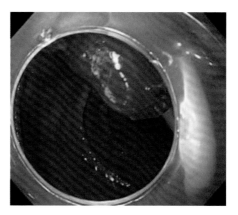

▲ 图 5-14　结石嵌顿导致出血病例，直视下对出血部位喷洒止血药后成功止血

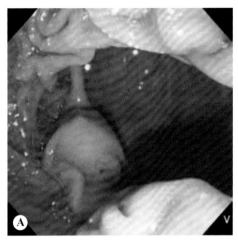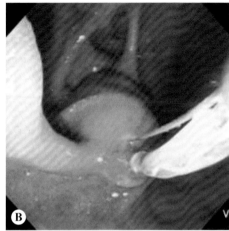

▲ 图 5-15　憩室内乳头 EST 后出血病例，ERCP 术中发现十二指肠主乳头位于憩室内（A），插管后行 EST（B）

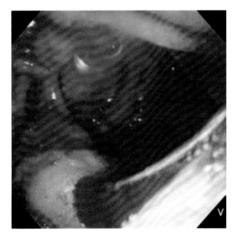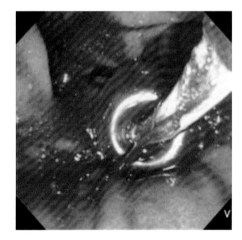

▲ 图 5-16　憩室内乳头 EST 后出血病例，EST 术中发现切开处出血明显

▲ 图 5-17　憩室内乳头 EST 后出血病例，完成总管结石取石后，以球囊压迫出血部位，出血停止

（四）憩室旁乳头 EST 后出血病例

因胆总管结石对患者行 ERCP 术，EST 取石后发现乳头部出血（图 5-18），喷洒止血药后乳头部仍持续出血（图 5-19），使用取石球囊压迫出血部位（图 5-20A），仍未完全止血（图 5-20B），反复冲洗后确认出血点，局部注射高渗盐水 – 肾上

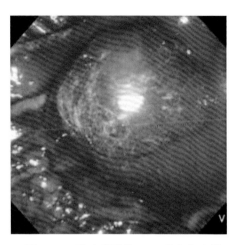

▲ 图 5-18　憩室旁乳头 EST 后出血病例，ERCP 术中发现乳头部出血明显

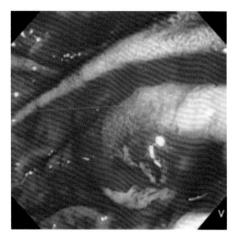

▲ 图 5-19　憩室旁乳头 EST 后出血病例，喷洒止血药后乳头部仍持续出血

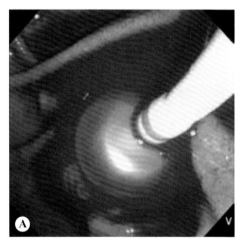

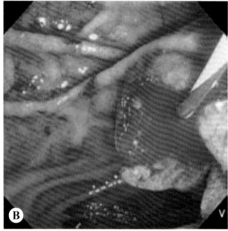

▲ 图 5-20　憩室旁乳头 EST 后出血病例，取石球囊压迫出血部位（A），出血仍未停止（B）

腺素液（图 5-21A），止血成功（图 5-21B）。

（五）十二指肠主乳头 EST 后出血

病例 1：因胆管结石对患者行 ERCP 术，十二指肠主乳头 EST 后发现切口一侧可见裸露血管（图 5-22），以止血夹夹闭血管后，出血停止（图 5-23）。

病例 2：因胆管结石对患者行 ERCP 术，于 EST 过程中出现切口

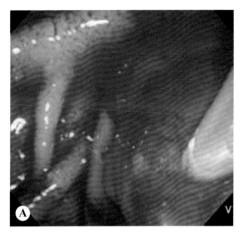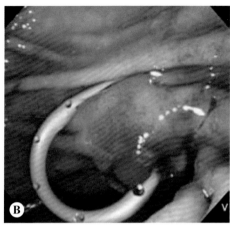

▲ 图 5-21 憩室旁乳头 EST 后出血病例，局部注射高渗盐水 – 肾上腺素液（A）止血（B）

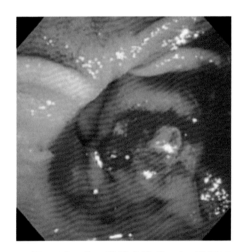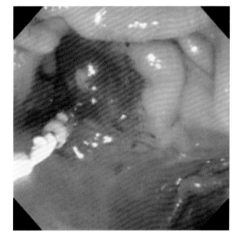

▲ 图 5-22 十二指肠主乳头 EST 后切口一侧可见裸露血管

▲ 图 5-23 十二指肠主乳头 EST 后切口一侧可见裸露血管

出血。先后使用凝固波止血、球囊压迫、局部注射高渗盐水 – 肾上腺素液均未成功（图 5-24），置入支架（covered metallic stent 支架，WallFlex TM，Boston Scientific 公司）后止血成功（图 5-25）。7 天后顺利取出支架，未再次出血（图 5-26）。

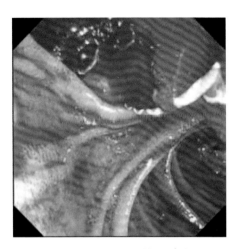

▲ 图 5-24　EST 后切口出血

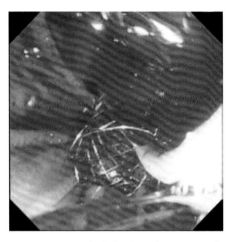

▲ 图 5-25　置入支架后，对 EST 切口出血止血成功

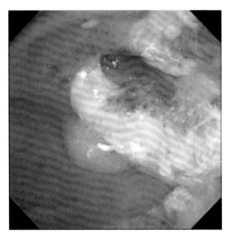

▲ 图 5-26　7 天后顺利取出支架，未再次出血

（刘亚萍　何相宜）

参考文献

[1] Kawai K. Preliminary report on endoscopic papillotomy. J Kyoto Pref Univ Med, 1973, 82:353-355.

[2] Staritz M, Ewe K, Meyer zum Büschenfelde KH. Endoscopic papillary dilation (EPD) for the treatment of common bile duct stones and papillary stenosis. Endoscopy, 1983, 15 (s1):197-198.

[3] ASGE Technology Committee, Adler DG, Conway JD, et al. Biliary and pancreatic stone

extraction devices. Gastrointest Endosc, 2009, 70(4):603-609.

[4] Ersoz G, Tekesin O, Ozutemiz AO, et al. Biliary sphincterotomy plus dilation with a large balloon for bile duct stones that are dicult to extract. Gastrointest Endosc, 2003, 57(2):156-159.

[5] Freeman ML, Nelson DB, Sherman S, et al. Complications of endoscopic biliary sphincterotomy. N Engl J Med, 1996, 335(13):909-918.

[6] Andriulli A, Loperfido S, Napolitano G, et al. Incidence rates of post-ERCP complications:a systematic survey of prospective studies. Am J Gastroenterol, 2007, 102(8):1781-1788.

[7] Kochar B, Akshintala VS, Afghani E, et al. Incidence, severity, and mortality of post-ERCP pancreatitis:a systematic review by using randomized, controlled trials. Gastrointest Endosc, 2015, 81(1):143-149.e9.

[8] Halttunen J, Meisner S, Aabakken L, et al. Difficult cannulation as defined by a prospective study of the Scandinavian Association for Digestive Endoscopy (SADE) in 907 ERCPs. Scand J Gastroenterol, 2014, 49(6):752-758.

[9] Harewood GC, Pochron NL, Gostout CJ. Prospective, randomized, controlled trial of prophylactic pancreatic stent placement for endoscopic snare excision of the duodenal ampulla. Gastrointest Endosc, 2005, 62(3):367-370.

[10] Fujita N, Maguchi H, Komatsu Y, et al. Endoscopic sphincterotomy and endoscopic papillary balloon dilatation for bile duct stones:A prospective randomized controlled multicenter trial. Gastrointest Endosc, 2003, 57(2):151-155.

[11] Donatelli G, Dumont JL, Cereatti F, et al. Revision of biliary sphincterotomy by re-cut, balloon dilation or temporary stenting:comparison of clinical outcome and complication rate (with video). Endosc Int Open, 2017, 5(5):E395-E401.

[12] Liao WC, Lee CT, Chang CY, et al. Randomized trial of 1-minute versus 5-minute endoscopic balloon dilation for extraction of bile duct stones. Gastrointest Endosc, 2010, 72(6):1154-1162.

[13] Heo JH, Kang DH, Jung HJ, et al. Endoscopic sphincterotomy plus large-balloon dilation versus endoscopic sphincterotomy for removal of bile-duct stones. Gastrointest Endosc, 2007, 66(4):720-726; quiz 768, 771.

[14] Xu XD, Chen B, Dai JJ, et al. Minor endoscopic sphincterotomy followed by large balloon dilation for large choledocholith treatment. World J Gastroenterol, 2017, 23(31):5739-5745.

[15] Mine T, Morizane T, Kawaguchi Y, et al. Clinical practice guideline for post-ERCP pancreatitis. J Gastroenterol, 2017, 52(9):1013-1022.

[16] Villatoro E, Bassi C, Larvin M. Antibiotic therapy for prophylaxis against infection of pancreatic necrosis in acute pancreatitis. Cochrane Database Syst Rev, 2006, 18(4): CD002941.

[17] Working Party of the British Society of Gastroenterology; Association of Surgeons of Great Britain and Ireland; Pancreatic Society of Great Britain and Ireland; Association of Upper GI Surgeons of Great Britain and Ireland. UK guidelines for the management of acute pancreatitis. Gut, 2005, 54 (s3):iii1-9.

[18] Forsmark CE, Baillie J, AGA Institute Clinical Practice and Economics Committee, AGA Institute Governing Board. AGA Institute technical review on acute pancreatitis. Gastroenterology, 2007, 132(5):2022-2044.

[19] Golub R, Siddiqi F, Pohl D. Role of antibiotics in acute pancreatitis:A meta-analysis. J Gastrointest Surg, 1998, 2(6):496-503.

[20] Sharma VK, Howden CW. Prophylactic antibiotic administration reduces sepsis and mortality in acute necrotizing pancreatitis:a meta-analysis. Pancreas, 2001, 22(1):28-31.

[21] de Vries AC, Besselink MG, Buskens E, et al. Randomized controlled trials of antibiotic

prophylaxis in severe acute pancreatitis: relationship between methodological quality and outcome. Pancreatology, 2007, 7(5-6):531-538.

[22] Bai Y, Gao J, Zou DW, et al. Prophylactic antibiotics cannot reduce infected pancreatic necrosis and mortality in acute necrotizing pancreatitis:evidence from a meta-analysis of randomized controlled trials. Am J Gastroenterol, 2008, 103(1):104-110.

[23] Barrie J, Jamdar S, Smith N, et al. Mis-use of antibiotics in acute pancreatitis:Insights from the United Kingdom's National Confidential Enquiry into patient outcome and death (NCEPOD) survey of acute pancreatitis. Pancreatology, 2018, 18(7):721-726.

[24] Cotton PB, Garrow DA, Gallagher J, et al. Risk factors for complications after ERCP:a multivariate analysis of 11,497 procedures over 12 years. Gastrointest Endosc, 2009, 70(1):80-88.

[25] Rustagi T, Jamidar PA. Endoscopic retrograde cholangiopancreatography-related adverse events:general overview. Gastrointest Endosc Clin N Am, 2015, 25(1):97-106.

[26] Wolters F, Ryan B, Beets-Tan R, et al. Delayed massive hemobilia after biliary stenting. Endoscopy, 2003, 35(11):976-977.

[27] Verma D, Kapadia A, Adler DG. Pure versus mixed electrosurgical current for endoscopic biliary sphincterotomy:a meta-analysis of adverse outcomes. Gastrointest Endosc, 2007, 66(2):283-290.

[28] Isayama H, Komatsu Y, Inoue Y, et al. Preserved function of the Oddi sphincter after endoscopic papillary balloon dilation. Hepato-Gastroenterology, 2003, 50(54):1787-1791.

[29] Park DH, Kim MH, Lee SK, et al. Endoscopic sphincterotomy vs. endoscopic papillary balloon dilation for choledocholithiasis in patients with liver cirrhosis and coagulopathy. Gastrointest Endosc, 2004, 60(2):180-185.

[30] Wilcox CM, Canakis J, Mönkemüller KE, et al. Patterns of bleeding after endoscopic sphincterotomy, the subsequent risk of bleeding, and the role of epinephrine injection. Am J Gastroenterol, 2004, 99(2):244-248.

[31] Leung JW, Chan FK, Sung JJ, et al. Endoscopic sphincterotomy-induced hemorrhage:A study of risk factors and the role of epinephrine injection. Gastrointest Endosc, 1995, 42(6):550-554.

[32] Ferreira LE, Baron TH. Post-sphincterotomy bleeding:who, what, when, and how. Am J Gastroenterol, 2007, 102(12):2850-2858.

[33] Canena J, Liberato M, Horta D, et al. Short-term stenting using fully covered self-expandable metal stents for treatment of refractory biliary leaks, postsphincterotomy bleeding, and perforations. Surg Endosc, 2013, 27(1):313-324.

[34] Itoi T, Yasuda I, Doi S, et al. Endoscopic hemostasis using covered metallic stent placement for uncontrolled post-endoscopic sphincterotomy bleeding. Endoscopy, 2011, 43(4):369-372.

[35] Stapfer M, Selby RR, Stain SC, et al. Management of duodenal perforation after endoscopic retrograde cholangiopancreatography and sphincterotomy. Ann Surg, 2000, 232(2): 191-198.

[36] Christensen M, Matzen P, Schulze S, et al. Complications of ERCP:a prospective study. Gastrointest Endosc, 2004, 60(5):721-731.

[37] Howard TJ, Tan T, Lehman GA, et al. Classification and management of perforations complicating endoscopic sphincterotomy. Surgery, 1999, 126(4):658-663, discussion 664-665.

[38] Millward SF. ACR Appropriateness Criteria on treatment of acute nonvariceal gastrointestinal tract bleeding. J Am Coll Radiol, 2008, 5(4):550-554.

[39] So YH, Choi YH, Chung JW, et al. Selective embolization for post-endoscopic sphincterotomy bleeding:technical aspects and clinical efficacy. Korean J Radiol, 2012, 13(1):73-81.

[40] Dunne R, McCarthy E, Joyce E, et al. Post-endoscopic biliary sphincterotomy bleeding:an

interventional radiology approach. Acta Radiol, 2013, 54(10):1159-1164.

[41] Karaahmet F, Kekilli M. The presence of periampullary diverticulum increased the complications of endoscopic retrograde cholangiopancreatography. Eur J Gastroenterol Hepatol, 2018, 30(9):1009-1012.

[42] Silviera ML, Seamon MJ, Porshinsky B, et al. Complications related to endoscopic retrograde cholangiopancreatography:a comprehensive clinical review. J Gastrointestin Liver Dis, 2009, 18(1):73-82.

[43] Srivastava S, Sharma BC, Puri AS, et al. Impact of completion of primary biliary procedure on outcome of endoscopic retrograde cholangiopancreatographic related perforation. Endosc Int Open, 2017, 5(8):E706-E709.

[44] Weiser R, Pencovich N, Mlynarsky L, et al. Management of endoscopic retrograde cholangiopancreatography-related perforations: Experience of a tertiary center. Surgery, 2017, 161(4):920-929.

[45] Takano Y, Nagahama M, Yamamura E, et al. Perforation of the Papilla of Vater in Wire-Guided Cannulation. Can J Gastroenterol Hepatol, 2016, 2016:5825230.

[46] Lai CH, Lau WY. Management of endoscopic retrograde cholangiopancreatography-related perforation. Surgeon, 2008, 6(1):45-48.

[47] Avgerinos DV, Llaguna OH, Lo AY, et al. Management of endoscopic retrograde ch olangiopancreatography:related duodenal perforations. Surg Endosc, 2009, 23(4):833-888.

[48] Morgan KA, Fontenot BB, Ruddy JM, et al. Endoscopic retrograde cholangiopancrea-tography gut perforations: when to wait! When to operate! Am Surg, 2009, 75(6):477-483, discussion 483-484.

[49] Fatima J, Baron TH, Topazian MD, et al. Pancreaticobiliary and duodenal perforations after periampullary endoscopic procedures: diagnosis and management. Arch Surg, 2007, 142(5):448-454, discussion 454-455.

[50] Preetha M, Chung YF, Chan WH, et al. Surgical management of endoscopic retrograde cholangiopancreatography-related perforations. ANZ J Surg, 2003, 73(12):1011-1014.

[51] Enns R, Eloubeidi MA, Mergener K, et al. ERCP-related perforations:risk factors and management. Endoscopy, 2002, 34(4):293-298.

[52] Krishna RP, Singh RK, Behari A, et al. Post-endoscopic retrograde cholangiopan-creatography perforation managed by surgery or percutaneous drainage. Surg Today, 2011, 41(5):660-666.

[53] El Zein MH, Kumbhari V, Tieu A, et al. Duodenal perforation as a consequence of biliary stent migration can occur regardless of stent type or duration. Endoscopy, 2014, 46 (s1):E281-E282.

[54] Chang WH, Chu CH, Wang TE, et al. Outcome of simple use of mechanical lithotripsy of difficult common bile duct stones. World J Gastroenterol, 2005, 11(4):593-596.

[55] Sawas T, Al Halabi S, Parsi MA, et al. Self-expandable metal stents versus plastic stents for malignant biliary obstruction:a meta-analysis. Gastrointest Endosc, 2015, 82(2):256-267.e7.

[56] Wani S, Keswani RN, Han S, et al. Competence in endoscopic ultrasound and endoscopic retrograde cholangiopancreatography, from training through independent practice. Gastroenterology, 2018, 155(5):1483-1494.e7.

[57] ASGE Standards of Practice Committee, Chandrasekhara V, Chathadi KV, et al. The role of endoscopy in benign pancreatic disease. Gastrointest Endosc, 2015, 82(2):203-214.

[58] Dumonceau JM, Delhaye M, Tringali A, et al. Endoscopic treatment of chronic pancreatitis: European Society of Gastrointestinal Endoscopy (ESGE) Clinical Guideline. Endoscopy, 2012, 44(8):784-800.

[59] Han S, Attwell AR, Tatman P, et al. Adverse

events associated with therapeutic endoscopic retrograde pancreatography. Pancreas, 2021, 50(3):378-385.

[60] Freeman ML, DiSario JA, Nelson DB, et al. Risk factors for post-ERCP pancreatitis:a prospective, multicenter study. Gastrointest Endosc, 2001, 54(4):425-434.

[61] Cheng CL, Sherman S, Watkins JL, et al. Risk factors for post-ERCP pancreatitis:a prospective multicenter study. Am J Gastroenterol, 2006, 101(1):139-147.

[62] Zhao ZH, Hu LH, Ren HB, et al. Incidence and risk factors for post-ERCP pancreatitis in chronic pancreatitis. Gastrointest Endosc, 2017, 86(3):519-524.e1.

[63] Hookey LC, RioTinto R, Delhaye M, et al. Risk factors for pancreatitis after pancreatic sphincterotomy:a review of 572 cases. Endoscopy, 2006, 38(7):670-676. .

[64] Soehendra N, Reynders-Frederix V. Palliative bile duct drainage - a new endoscopic method of introducing a transpapillary drain. Endoscopy, 1980, 12 (1):8-11.

[65] Gastrointestinal Endoscopy (ESGE) Guideline-Updated August 2018. Endoscopy, 2019, 51 (2):179-193.

[66] Moy BT, Birk JW. An Update to Hepatobiliary Stents. J Clin Transl Hepatol, 2015, 3 (1):67-77.

[67] Dumonceau J, Tringali A, Papanikolaou I, et al. Endoscopic biliary stenting:indications, choice of stents, and results: European Society of Gastrointestinal Endoscopy (ESGE) Clinical Guideline-Updated October 2017. Endoscopy, 2018, 50 (9):910-930.

[68] Dumonceau JM, Tringali A, Blero D, et al. Biliary stenting:indications, choice of stents and results:European Society of Gastrointestinal Endoscopy (ESGE) clinical guideline. Endoscopy, 2012, 44 (3):277-298.

[69] Everett B, Naud S, Zubarik R. Risk factors for the development of stent-associated cholangitis following endoscopic biliary stent placement. Digestive diseases and sciences,

2019, 64 (8):2300-2307.

[70] Dumonceau JM, Heresbach D, Devière J, et al. Biliary stents:models and methods for endoscopic stenting. Endoscopy, 2011, 43 (7):617-626.

[71] Stassen P, de Jong D, Poley J, et al, Prevalence of and risk factors for stent migration-induced duodenal perforation. Endoscopy international open, 2021, 9 (3):E461-E469.

[72] Mori T, Ohira G, Kimura K, et al. A case of perforation of a pancreatic duct by a pancreatic stent during chemoradiotherapy for pancreatic head cancer:a case report. Surg Case Rep, 2019, 5 (1):10.

[73] Chen YK. Preclinical characterization of the Spyglass peroral cholangiopancreatoscopy system for direct access, visualization, and biopsy. Gastrointest Endosc, 2007, 65(2):303-311.

[74] Korrapati P, Ciolino J, Wani S, et al. The efficacy of peroral cholangioscopy for difficult bile duct stones and indeterminate strictures:a systematic review and meta-analysis. Endosc Int Open, 2016, 4:E263-E275.

[75] Andriulli A, Loperfido S, Napolitano G, et al. Incidence rates of post-ERCP complications:a systematic survey of prospective studies. Am J Gastroenterol, 2007, 102(8):1781-1788.

[76] Sethi A, Chen YK, Austin GL, et al. ERCP with cholangiopancreatoscopy may be associated with higher rates of complications than ERCP alone:a single-center experience. Gastrointest Endosc, 2011, 73(2):251-256.

[77] Bernica J, Elhanafi S, Kalakota N, et al. Cholangioscopy is safe and feasible in elderly patients. Clin Gastroenterol Hepatol, 2018, 16(8):1293-1299.e2.

[78] Turowski F, Hügle U, Dormann A, et al. Diagnostic and therapeutic single-operator cholangiopancreatoscopy with SpyGlassDS™: results of a multicenter retrospective cohort study. Surg Endosc, 2018, 32(9):3981-3988.

[79] Veld JV, van Huijgevoort NCM, Boermeester

MA, et al. A systematic review of advanced endoscopy-assisted lithotripsy for retained biliary tract stones:laser, electrohydraulic or extracorporeal shock wave. Endoscopy, 2018, 50(9):896-909.

[80] Brewer Gutierrez OI, Bekkali NLH, Raijman I, et al. Efficacy and safety of digital single-operator cholangioscopy for difficult biliary stones. Clin Gastroenterol Hepatol, 2018, 16(6):918-926.

[81] Buxbaum J, Sahakian A, Ko C, et al. Randomized trial of cholangioscopy-guided laser lithotripsy versus conventional therapy for large bile duct stones (with videos). Gastrointest Endosc, 2018, 87(4):1050-1060.

[82] Angsuwatcharakon P, Kulpatcharapong S, Ridtitid W, et al. Digital cholangioscopy-guided laser versus mechanical lithotripsy for large bile duct stone removal after failed papillary large-balloon dilation:a randomized study. Endoscopy, 2019, 51(11):1066-1073.

[83] 胡冰, 金震东. 胆胰疾病 SPYGLASS 内镜诊疗图谱. 上海: 上海科学技术出版社, 2021.

[84] Navaneethan U, Jegadeesan R, Nayak S, et al. ERCP-related adverse events in patients with primary sclerosing cholangitis. Gastrointest Endosc, 2015, 81(2):410-419.

[85] Kaura K, Sawas T, Bazerbachi F, et al. Cholangioscopy biopsies improve detection of cholangiocarcinoma when combined with cytology and FISH, but not in patients with PSC. Dig Dis Sci, 2020, 65(5):1471-1478.

[86] Bernica J, Alhanafi S, Kalkota N, et al. Cholangioscopy in Elderly is safe and feasible. Clin Gastroenterol Hepatol, 2018, 16(8):1293-1299.e2.

[87] Steel A, Postgate A, Khorsandi S, et al. Endoscopically applied radiofrequency ablation appears to be safe in the treatment of malignant biliary obstruction. Gastrointestinal Endoscopy, 2011, 73(1):149-153.

[88] 郭享, 王宏光, 王曼彤, 等. SpyGlass DS 胆道镜联合射频消融在肝外胆管癌诊治中的应用. 中国内镜杂志, 2019, 25(8):75-79.

[89] Ogura T, Imanishi M, Kurisu Y, et al. Prospective evaluation of digital single-operator cholangioscope for diagnostic and therapeutic procedures (with videos). Digestive endoscopy, 2017, 29(7):782-789.

[90] Brewer Gutierrez OI, Raijman I, Shah RJ, et al. Safety and efficacy of digital single-operator pancreatoscopy for obstructing pancreatic ductal stones. Endoscopy International Open, 2019, 7(7):E896-E903.

[91] Parsi MA, Stevens T, Vargo JJ. Diagnostic and therapeutic direct peroral cholangioscopy using an intraductal anchoring balloon. World J Gastroenterol, 2012, 18(30):3992-3996.

[92] Romberg C. Systemic air embolism after ERCP:a case report and review of the literature (with video). Gastrointest Endosc, 2009, 70(5):1043-1045.

[93] Hann A, Zizer E, Egger K, et al. Fatal outcome due to CO_2 emboli during direct cholangioscopy. Gut, 2018, 67(8):1378-1379.

[94] Rösch T, Hofrichter K, Frimberger E, et al. ERCP or EUS for tissue diagnosis of biliary strictures? A prospective comparative study. Gastrointest Endosc, 2004, 60(3):390-396.

[95] 任旭, 吴芳莲, 张国梁, 等. 胆胰管活检、刷检及脱落细胞检查对胆胰疾病的诊断价值. 中华消化内镜杂志, 1997, 14(4):211-214.

[96] Fujita N, Noda Y, Kobayashi G, et al. Intraductal ultrasonography (IDUS) for the diagnosis of biliopancreatic diseases. Best Pract Res Clin Gastroenterol, 2009, 23(5):729-742.

[97] 桑建忠, 周建波, 金平, 等. 十二指肠镜下经乳头胆管腔内超声联合胆管活检对肝外胆管狭窄的诊治价值研究. 中国现代医生, 2013, 51(9):36-38, 40.

第6章 超声内镜介入诊疗常见并发症及处理

一、超声内镜引导细针穿刺术

（一）概述

超声内镜引导细针穿刺术包括超声内镜引导细针穿刺抽吸术（endoscopic ultrasound-guided fine-needle aspiration，EUS-FNA）和超声内镜引导细针穿刺活检术（endoscopic ultrasound-guided fine-needle biopsy，EUS-FNB）。随着内镜器械及技术的不断发展，20世纪90年代初，纵扫式彩色EUS问世，可实时监测穿刺针准确进针路径，并具有彩色血流显示可减少对血管的损伤。此后，EUS-FNA先后被报道应用于胰腺囊性病变、胰腺癌、纵隔淋巴结及胃肠道壁外其他疾病的穿刺诊断。从此进入了EUS的微创诊断时代。

（二）EUS-FNA/FNB基本流程

1. 术前准备

EUS属于有创伤性检查，EUS-FNA/FNB需对消化道壁内或壁外的病变进行穿刺，因此术前应常规检查血常规、凝血功能，如需麻醉还需检查心电图、肝肾功能、电解质等。此外，还应注意以下几点。

（1）认真询问病史，查看血检验及影像学检查结果，了解有无禁忌证及检查目的。

（2）了解有无心肺疾病等既往病史。

（3）女性受检者，注意询问月经史。

（4）询问平素用药情况，有无服用阿司匹林、氯吡格雷、华法林等抗凝活血药；如有服用此类药物，评估后停用或应用短效药物进行桥接。

(5) 术前禁食水 6h。

(6) 与患者和（或）家属进行病情及检查风险进行沟通，获取患者和（或）家属的知情同意。

2. 基本流程

(1) 先全面扫查，找到病灶并仔细扫查，观察病灶特征、与周围脏器血管的关系、血供情况，必要时进行声学造影、弹性成像等检查。

(2) 测量病灶大小、寻找最佳穿刺路径、计算最大可穿刺深度及最短穿刺深度。

(3) 在最佳穿刺部位（可以避开大血管及胆胰管等且离消化道管壁最近）尽量取直镜身，利于后续穿刺操作。

(4) 根据病灶位置、特性、穿刺目的、操作者习惯等选择适合的穿刺针。将针芯插入穿刺针并注意将针尖收入外套管内。去除活检孔道的橡皮盖子，从活检孔道插入穿刺针、针芯及外套管并将其固定好。

(5) 为更好地显示穿刺针轨迹，将针推出外套管 1cm 左右；将针芯向外抽出几毫米，便于穿刺进针。

(6) 将靶病灶调整至最佳穿刺位置，根据计算好的穿刺距离固定穿刺针穿刺深度，快速或者缓慢将穿刺针刺入病灶。

(7) 拔出穿刺针针芯，连接负压；

或者通过湿抽、可变负压；或者缓慢拔出针芯的方法进行抽吸。

(8) 也可采用扇形"Fanning法"在靶标内上下插提 10~20 次，关闭负压，针退回到外鞘内，将针由活检孔道拔出。

(9) 再次将针芯插入穿刺针，缓慢将标本推送到载玻片，挑出组织条放入甲醛溶液中固定送病理学检查；再用少量无菌注射用水冲洗穿刺针推出存留的标本，冲洗液送液基细胞学、DNA 倍体检测等。

（三）EUS-FNA/FNB 并发症

EUS 引导细针穿刺术是通过细胞和组织的病理学检查来确定病变的性质，是一项较为安全的获得消化道黏膜下层、消化道外压性病变、胰腺实性占位性病变或肿大淋巴结病理的内镜技术。既往报道 EUS-FNA 并发症发生率略高于普通胃镜检查，EUS-FNB 并发症略高于 EUS-FNA。EUS-FNA 并发症发生率在 0.29%~2.54%，但仍有一些并发症病情严重，甚至危及生命，应予以重视。EUS 穿刺术常见的相关并发症主要包括穿孔、出血、急性胰腺炎、感染、腹膜炎、胰管漏、胆汁漏、针道播种等。

1. EUS-FNA 并发症

(1) 穿孔：EUS 相关的消化道

穿孔比较少见。一项对 1982—1992 年的调查显示，EUS 穿孔发生率约为 0.022%。另一项研究统计的是对疑诊为胰腺癌患者进行 EUS 检查时并发症情况，其中十二指肠穿孔率为 0.86%。穿孔的危险因素包括年龄 > 65 岁、女性、既往气管插管困难的病史、术者缺乏经验等。初学者操作 EUS 时引发消化道穿孔的比例明显高于经验丰富的操作者。因此在具有带教能力的大型内镜中心穿孔率会高于无培训任务的内镜中心。除十二指肠穿孔外，还可能引起颈部食管穿孔、梨状窝穿孔等。

EUS-FNA 穿孔可能是由于超声内镜特别是穿刺镜本身的设计有关，因为超声胃镜比标准胃镜粗，并且不如常规内镜操作灵活。部分超声内镜为侧视系统，以及包含超声换能器的较长刚性远端。所有这些特性导致部分消化道需要盲目进镜，这可能导致创伤性损伤，尤其是在角度狭窄的部分。这就解释了为什么大多数穿孔发生在十二指肠上部弯曲处，即球部的正后方或远端。因此，进镜时应操作轻柔，注意手法，以免引发穿孔。穿孔也可能与病例本身的特殊性或改变相关，如溃疡、肿瘤压迫或炎性狭窄。在这些情况下，完成 EUS 和尝试通过狭窄处较为困难，导致十二指肠壁紧张，容易穿孔，有大面积撕裂

的风险。

穿孔是内镜检查中最可怕的不良事件之一，因为它的发生会产生严重的临床后果，尤其是当它被忽视或误诊时。大多数穿孔通常很小，可以通过保守措施治疗。较大穿孔的处理可能需要手术、增加额外费用和承担法律后果的责任问题。未经治疗的十二指肠穿孔可能发展为急性腹膜炎和败血性腹膜炎、休克等，死亡率较高。

(2) 出血：EUS-FNA 术后出血一般较轻且自限。EUS-FNA 可能会出现临床严重后果出血，但非常罕见。大型前瞻性系列报告的发病率为 0%～0.5%。无严重临床后果的自限性术中出血更常见。如果大血管被刺穿或有额外的凝血功能异常，可能会发生严重出血。出血可分为三类：一是消化道管腔可见出血；二是原腔外无回声区域或腹腔内出现高回声区；三是与 EUS-FNA 术前相比，血红蛋白水平降低，临床出现贫血并逐渐恶化。出血的高危因素有：服用抗凝血药或抗血小板药；由于慢性肝病合并腹水；各种原因引起的血小板缺少、凝血功能障碍等。因此，如患者正在服用抗凝血药或抗血小板药，在接受 FNA 或 FNB 治疗前均应停止服用此类药物。

来自一项前瞻性多中心研究显

示，在接受胰腺囊性病变 EUS-FNA 治疗的 298 例患者中，3 例患者出现自限性出血，1 例患者需要输血。一项 Meta 分析显示，经亚组分析，18G、22G 和 25G 针头在胰腺肿块活检过程中出血的风险较低。此外，该研究发现 3 次及以上进针插入比少于 3 次插入时出血风险更高。

Affi A. 等对接受 EUS-FNA 的患者进行了为期 13 个月的管腔外出血的评估，结果显示 227 例患者中有 3 例患者发生腔外出血（在取样病变附近可见扩大的低回声区域），总发生率为 1.3%。这 3 例患者分别发生在胰岛细胞团、食管癌患者瘤周淋巴结和胰腺囊肿的抽吸过程中。Varadarajulu S. 等报道，在胰腺囊肿的 EUS-FNA 中 6% 的病例发生囊内出血（囊肿内逐渐扩大的高回声区域）。如出现以上两种情况，应停止进一步的穿刺，予以观察，且术后短期抗生素治疗以防止感染。此外，也有报道 EUS-FNA 相关的需要干预（肾上腺素注射和止血夹）的罕见术中管腔出血病例。既往，也有个别报道因 EUS-FNA 后出血而死亡的病例。

(3) 感染：EUS-FNA 需将针穿过消化道管壁插入靶病变。反复 FNA 可能通过黏膜缺损引入细菌，导致暂时性菌血症，进而发展为心内膜炎或其他感染性并发症。当然，EUS-FNA 操作术后出现菌血症的发生率较低，即使是直肠和直肠周围病变的 EUS-FNA 引起菌血症的概率亦较低。EUS-FNA 术后出现的菌血症通常为继发性，并不高于其他上消化道内镜及单纯 EUS 检查后菌血症发生率。此外，对于实体病变或淋巴结的 EUS-FNA，一般不建议预防性使用抗生素。曾有病例报道胰腺囊性病变和纵隔囊肿 FNA 后出现败血症，目前仍建议在囊性病例进行 EUS-FNA 时预防性使用抗生素。还有专家建议在经直肠 EUS-FNA 术后使用预防性抗生素。

(4) 急性胰腺炎：急性胰腺炎的起病与内镜逆行胰胆管造影术（ERCP）后胰腺炎的起病相似，血清淀粉酶升高伴腹痛，或者 CT 可见胰腺水肿 \ 胰周渗出等。因胰腺肿块、囊肿或胰管病变而接受 EUS-FNA/FNB 的患者因接受手术涉及针头直接穿过胰腺组织，存在发生术后胰腺炎的风险。一项对 8246 例因胰腺病变接受 EUS-FNA 治疗患者进行的研究显示，36 例患者（0.44%）出现胰腺炎，大多数为轻度至中度表现。Gress 等报道在 100 例接受胰腺 EUS-FNA 治疗的患者中胰腺炎的发生率为 2%。该研究中，EUS 引导下的细针穿刺术后，患者血清淀粉酶和脂肪酶水平可无症状升高。2例发生急性间质性胰腺炎的患者均经非手术治疗痊愈。Katanuma 等在对 316 例因胰腺实性病变行 EUS-FNA 检查的患者进行回顾性研究中发现术后不良事件的总体发生率为 3.4%，其中包括中至轻度胰腺炎、轻度腹痛和轻度出血；共 6 例患者发生胰腺炎，其中 5 例患者为轻度，1 例患者为中度。

(5) 针道种植转移：针道种植转移为 EUS-FNA 的罕见并发症。理论上，EUS-FNA 有引发针道种植的风险。EUS-FNA 引起肿瘤针道种植转移一直是大家关注的问题，目前的研究报道也尚存争议。我国 2021 版关于内镜超声引导下细针穿刺抽吸 / 活检术应用指南中就提到，大多数研究均表明 EUS-FNA 并不增加针道转移风险，其引起针道转移的发生率极低，且低于经皮穿刺。也有个别经 EUS-FNA 发生行针道播种的病例报道。据统计，截至 2020 年 1 月，文献报道的个案共有 33 例。目前，胰腺癌的新辅助化学治疗（NAC）已逐渐变得更为普遍，在进行 NAC 之前，EUS-FNA 对于胰腺癌的组织学证据是必要的，因为 EUS-FNA 提供了较高的组织学诊断准确性。但多项研究显示术前 FNA 不影响预后。

(6) 其他：其他较罕见的并发症包括胆囊或胆管穿刺造成的胆瘘、胰腺穿刺引起的气腹和胰瘘，以及纵隔淋巴结穿刺引起的气胸等。

2. EUS-FNB 并发症

EUS-FNB 与 EUS-FNA 的并发症相类似。如在感染方面，同样是囊性病变感染风险大于实性病变的感染风险。一项对 909 例胰腺囊性病变患者接受 EUS-FNB 治疗的研究显示，93.7% 病例给予了预防性抗生素治疗，结果囊肿感染率约为 0.55%。但支气管囊肿和其他纵隔囊肿的 EUS-FNB 可引起囊肿感染、纵隔炎和严重脓毒症，应予以注意和重视。胰腺 EUS-FNB 术后出现高淀粉酶血症是比较常见的。文献报道胰腺病变 EUS-FNB 术后急性胰腺炎发生率为 0.19%～2.35%，但绝大多数表现为轻症。出血是 EUS-FNB 并发症中较为常见的并发症，多为轻度和自限性，亦有需要输血甚至手术治疗的案例报道。血管丰富的病变（如神经内分泌肿瘤和一些转移瘤）及囊性病变患者行 EUS-FNB 术后出血风险相对高一些。

（四）总结

术前充分了解病情，其中包括血检验及影像学检查，掌控 EUS-FNA/B 的适应证和禁忌证，操作者应在开展 EUS-FNA/B 前进行系统的标准化学习和培训，且在独立开展 EUS-FNA/B 前建议至少在有经验的上级医师监督下完成 50 例 EUS-FNA/B 操作。服用抗凝血药的患者需接受术前评估，权衡出血和发生血栓事件的风险。对于口服噻吩类和吡啶类抗血小板药的患者，推荐在 EUS-FNA/B 前停药 5～7 天。对于口服阿司匹林的患者，推荐在 EUS-FNA/B 前停药 5～7 天。对于服用抗凝血药但有高血栓形成风险的，建议在 EUS-FNA/B 前采用皮下注射短效药物等方法进行桥接治疗。术后暂禁食，补液，如果为囊性病变穿刺可予以抗生素。术后 3h 查血淀粉酶，如患者有腹痛或 3h 后血淀粉酶升高，可予以降酶治疗，如腹痛明显可予以急诊 CT 扫描评估有无胰腺炎、除外穿孔等。术后 24h 复查血淀粉酶和血常规，如有异常对症治疗。EUS-FNA/B 术后胰腺炎的风险是由于正常胰腺实质或胰管的损伤，故此，在操作中尽量通过最短距离到达胰腺病变部位，避开主支或侧支胰管，以防止 FNA 术后发生胰腺炎。出血多为术中自限性的，如出血较严重，注意术后密切监测生命体征，输注质子泵抑制药，口服凝血酶粉，或者静脉给予止血药等。

（张　玲）

二、内镜超声引导引流术

（一）概述

内镜超声引导引流技术及器械的发展显著降低了内镜超声引导引流技术的并发症发生率，并使这些操作更安全、更有效。尽管其安全性有所提高，但在内镜超声引导引流治疗仍可能发生各种类型的并发症，有些甚至危及生命。支架位置不良/移位、出血、胃肠道穿孔和空气栓塞是内镜超声引导引流治疗的重要并发症。其他并发症包括手术后延迟并发症，如由于长期留置金属支架而导致的出血和支架包埋。

术者术前应该仔细评估患者的病情及影像检查，制订引流方案以及了解并发症的各种风险因素，对于更安全、更有效的内镜超声引导下引流治疗非常重要。为了获得更好的临床结果，内镜医师了解内镜超声引导下引流治疗的各种并发症及其适当的管理策略非常重要。

（二）基本流程

操作前检查内镜及所需的设备，患者全麻后进行操作，首先通过内镜超声评估要穿刺的目标，多普勒扫查穿刺路径上的血管，穿刺路径避开血管，使用穿刺针穿刺进入目标，置入导丝，沿导丝进行扩张瘘管，之后置入塑料或金属支架。

（三）并发症处理

1. 支架移位

塑料或金属支架的移位是 EUS 引导胰腺包裹性积液穿刺引流常见的并发症（发生率为 2%～8%）。可移位进入胃肠腔内或囊肿内。支架移位通常是释放支架时由于液体遮挡等视野不佳。穿刺部位在食管或贲门，管腔狭窄，视野不佳，支架释放移位。这种并发症可以通过在支架释放过程中逐渐撤回和调整镜身来预防。

金属夹固定等方法可预防支架的迟发型移位。对于支架移位至消化道内，可通过内镜取出，重新放置。支架移位至囊肿内，可尝试扩张瘘管，进入囊肿内复位支架，如内镜取出失败，可进行手术治疗。

2. 出血

出血是 EUS 引导穿刺引流的最常见并发症之一。虽然 EUS 可使用多普勒扫查血管，它的使用并不能完全消除手术过程中出血风险。出血可能发生在穿刺、瘘管扩张，支架留置过程中及支架拔出过程中。为降低出血的概率，术前评估患者的凝血指标，EUS 扫查过程中，避免压迫消化道壁，使一些小血管无法显示。使用多普勒扫查，避免对假性动脉瘤的穿刺。

消化道壁的一些小量出血，部分可以自限，也可以通过电凝，或者球囊压迫进行止血。对于大量出血，可以进行介入栓塞治疗。对于不能通过微创止血的情况，需行外科手术治疗。

3. 穿孔

穿孔是 EUS 引导穿刺引流的一个严重并发症。研究报道其发病率为 0%～4%。虽然穿孔通常是由手术过程中消化道壁和引流处的分离。穿刺处与消化道壁距离较大是导致穿孔发生的一个主要原因。患者术后出现严重的腹痛，应该及时行腹部影像学检查，尽早发现穿孔，进行治疗。

术中如果发现穿孔，可见使用金属腹膜支架进行封堵。术后发生穿孔，如果患者一般状态良好，无腹膜炎的表现，可见进行非手术治疗，密切观察患者病情变化。如果患者一般状态不佳，腹膜炎表现明显，应尽早进行手术治疗。

4. 空气栓塞

空气栓塞虽然很罕见，但它是致命的并发症。气体和血流直接接触时、长时间的内镜操作会增加空气栓塞的风险（如在进行内镜下胰腺包裹性坏死清创术时）。二氧化碳的使用减少有关栓塞的风险，但并不能完全避免。

5. 迟发型出血

迟发型出血是 EUS 引导的引流治疗的一个严重并发症。这种延迟出血通常是由于形成了由留置金属支架引起的假性动脉瘤或肠壁侧的溃疡形成。在 EUS 引导的胰腺周围积液的引流治疗中，长期留置的金属支架远端（囊肿侧）由于囊肿缩小，使金属支架与囊肿壁形成挤压，磨损血管，形成假性动脉瘤。有学者报道，在 EUS 引导下的胰腺包裹性积液的引流治疗中，3 例患者由于长时间留置的金属支架形成囊肿内的假性动脉瘤，最终引起消化道出血。之后改良方案，术后 3 周时复查 CT，如果包裹性积液明显缩小，则拔出支架，降低了迟发型出血的风险。对于 EUS 引导下胃肠吻合治疗，金属支架（肠腔侧）可能磨损肠道，形成溃疡，导致消化道出血。这时需要拔出支架，药物治疗。如药物治疗无效，需外科手术治疗。

一般建议留置的金属支架，3～4 周后复查 CT，如无须金属支架引流治疗，可进行内镜下拔出，降低迟发型出血的风险。

6. 支架梗阻

引流的金属支架，如长时间留置，可发生支架梗阻。例如，在 EUS 引导下的胃肠吻合中，长时间留置的支架可能会被进食的食物阻塞，支架近端（胃侧）由于胃壁组织的增生，引起支架的包埋，支架移位等引起梗阻。

对于食物或坏死物阻塞引起的梗阻，可进行内镜下的清除。对于胃壁组织增生引起的支架包埋，内镜拔出支架出血风险较大，可再次放置支架建立通道。对于支架移位引起的梗阻，可再次放置金属支架建立通路。

（王　晟）

三、内镜超声引导注射治疗

（一）概述

慢性腹痛是晚期胰腺癌患者的常见症状，原因是肿瘤细胞的神经周围浸润，70%～90% 的患者在诊断时出现疼痛，并且有非常复杂的处理。EUS 引导腹腔神经丛松解（EUS guided celiac plexus neurolysis，EUS-CPN）对于晚期胰腺癌引起的腹痛有很好的缓解作用。在 EUS 的引导下对腹腔神经节区域注射局部麻醉药、神经破坏药或类固醇类药，通过阻滞、毁损神经丛中断痛觉通路或消除局部炎症，达到止痛目的。EUS-CPN 与传统的腹腔神经节阻滞相比，由于腹腔神经节与胃腔距离较近，穿刺距离近，穿刺定位更为准确，副损伤和并发症发生概率低，患者痛苦小。

EUS-CPN虽然操作相对简单，并发症发生率低，但也存在低血压、腹泻、感染、神经痛等并发症，我们应该关注。

（二）基本过程

患者全麻后，插入超声内镜，显示腹腔干根部，微旋探头，直至腹腔干根部在屏幕上刚刚消失而腹主动脉仍然显示，这是神经节位置的重要影像标志。定位完成后，使用22G穿刺针充满生理盐水。在内镜超声指导下将穿刺针刺入。由于针尖与动脉非常接近，应回抽注射器观察有无回血。首先推入2%的利多卡因5ml，随后注入无水酒精10ml（或曲安奈德40mg）。对于双侧法，在腹主动脉前方的另一侧神经节部位重复上述操作再注射一次。

（三）并发症

EUS-CPN相关的并发症包括低血压、腹泻、感染、神经痛。在进行EUS-CPN前应进行补液治疗，预防低血压的发生。操作过程中，应监测血压变化，术后检查有无体位性低血压。胃肠道反应多为一过性，往往不需特殊治疗。有少数患者注

射激素会并发腹腔脓肿。注射无水酒精的患者在术后可能会出现腹痛加重，多于术后两天内缓解。

手术中穿刺或经皮背侧或腹腔侧穿刺腹腔神经丛毁损治疗都有导致截瘫的报道，截瘫有一过性的，也有永久性的，导致截瘫的原因目前多认为是注射后损伤脊髓滋养血管所致。但目前尚无EUS-CPN造成截瘫的报道。

（王　晟）

四、超声内镜引导激光共聚焦显微内镜检查

（一）概述

基于针的共聚焦激光显微内镜技术发展迅速，给诊断疾病带来很大帮助，尤其对于胰腺囊性病变。目前的诊断技术不足以区分胰腺囊性病变需要手术治疗或密切随访。基于针的共聚焦激光显微内镜允许对胰腺囊性病变的表面上皮进行显微镜检查，并确定了区分各种类型胰腺囊性病变的特征。随后的研究证实了共聚焦激光显微内镜的高诊断率及其在诊断不明确的胰腺囊性病变中的诊断效用，有助于避免不必要的胰腺手术。完善手术技术，

限制手术时间，显著提高了 nCLE 的安全性。

内镜超声引导共聚焦激光显微内镜技术是很好的一个诊断方式，尤其对于胰腺囊性病变，但也存在着相关的并发症。内镜超声引导共聚焦显微内镜相关并发症包括 EUS-FNA 相关并发症及共聚焦显微内镜相关并发症。

（二）基本过程

在手术开始之前，在移除穿刺针芯针后，将锁定装置连接到 19G 穿刺针的近端。术前抗生素预防感染。微型探针通过锁定装置插入穿刺针。然后微型探针穿过针头，直到其尖端伸出针头的斜面。然后将微型探针略微缩回针中，并将针和微型探针一起插入内镜中。在成功穿刺进入胰腺囊性病变内部，微型探针被推进并与囊壁或固体成分接触。静脉注射 2.5ml 的 10% 荧光素进行荧光成像。在使用共聚焦激光显微内镜成像进行诊断后，从针中取出微探针。

（三）并发症

1. EUS-FNA 相关并发症

（1）出血：由于 EUS-FNA 引起的消化道出血概率 < 2%，通常是穿刺点的小量出血，一般能够自限，需要内镜止血和输血的概率很低。如果穿刺点出血量过大，可以用球囊压迫止血。EUS-FNA 术前建议停用抗凝血药，降低出血风险。

（2）感染：一般是一过性的菌血症，无临床症状，感染的概率与传统上消化道内镜相似，一般无须使用预防性抗生素。有学者报道，对于胰腺囊性病变，纵隔囊性病变进行 EUS-FNA 后发生感染。

（3）胰腺炎：对于胰腺病变进行 EUS-FNA 后，发生急性胰腺炎的概率约为 2%。穿刺针在正常胰腺组织内穿刺路径较长，患者近期得过急性胰腺炎，穿刺良性病变可能会增加胰腺炎的风险。

2. 共聚焦显微内镜相关并发症

荧光素钠过敏：荧光素钠过敏的概率很低，临床表现为低血压、恶心呕吐。术前建议做荧光素钠皮试，明确有无过敏。

（王　晟）

五、超声内镜引导放射治疗

放射性粒子定向植入近距离治疗肿瘤是近 30 年来发展起来的新技术，主要包括超声内镜（EUS）引导下定向植入放射性粒子治疗腹腔内肿瘤及腹腔神经节 ^{125}I 粒子植入术。EUS 引导下定向植入放射性粒子治疗腹腔内肿瘤时，要综合肿瘤的形态、大小制订治疗计划，可通过特定软件依据体积放射性计量学原理进行设计，计算所需植入粒子的数量和位置，可用于复发性肿瘤、原发性实体肿瘤和转移性肿瘤的治疗。放射性粒子是指钛合金外壳封装放射性核素制成短杆状固体放射源，临床上常用的放射性粒子有 ^{125}I、^{192}Ir、^{103}Pd 等。放射性粒子植入技术是基于 EUS-FNA 技术基础上发展而来的，因此其并发症包括 EUS-FNA 相关并发症，除此以外，粒子植入相关并发症包括以下几方面。

（一）EUS 引导定向植入放射性粒子治疗腹腔内肿瘤的并发症及处理

总体来说，与 ^{125}I 粒子植入相关的不良反应和并发症很少。Lv 等对 78 例接受经皮植入 ^{125}I 粒子的晚期胰腺癌患者进行的随访研究发现，47 例患者出现疼痛和胃肠道不良反应短期加重，其中包括发热、腹痛和恶心、呕吐。在随后 2～3 个月的随访中发现的并发症有胰腺炎（11.54%）、感染（5.13%）和粒子迁移（2.56%）。

1. 放射性粒子的丢失

在进行放射性治疗时常有粒子丢失现象，可分为种植术中的丢失和种植术后的丢失两大类。

2. 放射性粒子的迁移

放射性粒子在体内可发生移位或迁移，具体原因尚不清楚。曾有报道 3 例晚期胰腺癌患者进行 ^{125}I 粒子植入治疗后发现了粒子移位，迁移到肝脏，推测可能是粒子进入血管随着血液流动所致。

3. 对正常组织的损伤

放射性粒子植入体内不可避免地会产生放射性反应，周围组织会发生放射性坏死，并形成放射性溃疡和窦道，其中包括胰瘘、胃十二指肠放射性炎症、感染、乳糜瘘等。其中，胰瘘是胰腺癌放射性粒子植入治疗最常见的并发症。

4. 胰腺炎

胰腺炎是主要并发症之一，推测一方面可能是由于穿刺和粒子植入过程中对胰腺组织的损伤所致；另一方面可能是穿刺时部分胃液或肠液进入胰腺组织从而诱发胰腺炎。使用较小尺寸的粒子、严格的术前和术后禁食，术后避免剧烈运动等可能有助于预防胰腺炎的发生。

5. 感染

与手术相比 ^{125}I 粒子植入引发感染的发生率要低得多，操作过程中严格遵守无菌操作原则可有效降低术后感染的发生。

6. 消化道放射性损伤

放射性粒子植入区距离胃、十二指肠和小肠等较近，因此可导致胃、十二指肠和小肠的放射性炎症。然而，这些症状在服用胃肠动力药后可以在短期内得到缓解。

7. 腹腔积液

若患者术后出现腹水，应首先予以常规检查除外是否存在胰瘘。如果排除胰瘘，可通过加强营养支持治疗，以及予以生长抑素治疗，使腹水逐渐被吸收。胰腺癌患者粒子植入术后出现腹水的原因主要有以下三方面：①营养不良，低蛋白腹水；②放射性粒子对肿瘤组织的放射性损伤产生腹水；③放射粒子植入区离门静脉较近，放射治疗后肿瘤组织水肿压迫门静脉，静脉回流不畅和随后的门静脉高压也会导致腹水。

（二）EUS 引导腹腔神经节 ^{125}I 粒子植入术的并发症及处理

临床应用并不十分广泛，要注意警惕放射性肠炎、气胸、术后感染及低氧血症等。

（张　玲）

六、典型病例分析

病例 1：73 岁，男性，因血糖升高一个月，CT 发现胰腺钩突软组织占位入院。入院后胰腺 CT 提示胰头钩突部占位，考虑 PDAC，胰头潴留性囊肿可能（图 6-1）。拟行 EUS-FNA 明确病灶性质。超声内镜下胰腺头部见一与主胰管相通的囊性病灶，选用 22G FNA 穿刺针进行穿刺（图 6-2）。EUS-FNA 后出现囊内出血，整个囊腔及与其相通的主胰管均受累（图 6-3），患者当时无明显腹痛、恶心呕吐、发热等不适，生命体征平稳。予以禁食、抑酸、抑制胰酶和胰液分泌、抗感染等治疗后，患者在恢复过程中无明显不适，囊内出血逐渐吸收，3 个月后 CT 提示囊内出血已完全消失（图 6-4）。

病例 2：男性，急性重型胰腺炎后出现胰腺包裹性坏死，压迫食管，导致食管狭窄。于食管行内镜超声引导胰腺包裹性坏死穿刺引流（图 6-5），使用 19G 穿刺针成功穿刺进入胰腺包裹性坏死。由于食管管腔狭窄，视野不佳，推送支架的过程中，支架移位进入囊肿腔，更换胃镜配有透明帽，使用三角刀做切口。使用三角刀切开胰腺包裹性坏死壁，可见移位的塑料支架，以异物钳夹持复位塑料支架，并使用金属夹夹闭食管较大创面（图 6-6）。

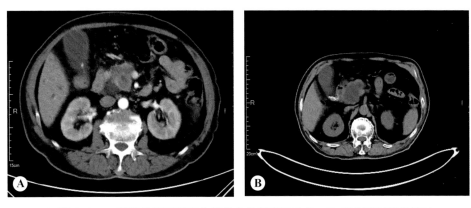

▲ 图 6-1　**A.** 胰腺钩突可见强化不均匀的低密度占位；**B.** 胰头可见囊性病灶

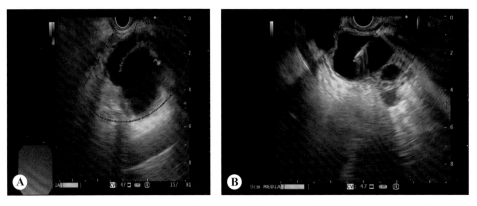

▲ 图 6-2　**A.** 超声内镜下提示囊性病灶与主胰管相通，主胰管扩张；**B.** 对囊性病灶进行 **EUS-FNA**

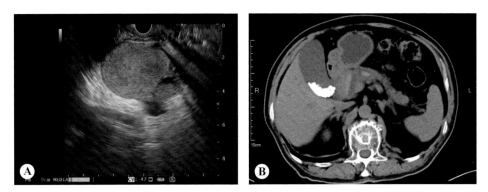

▲ 图 6-3　**A.** 穿刺后囊肿变小，但拔除穿刺针后囊腔内迅速填满高回声液体；**B. CT** 提示囊腔内及相通胰管内可见高密度内容物，考虑为出血

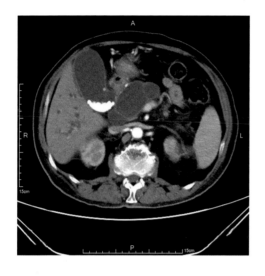

◀ 图 6-4　CT 提示胰头部囊性灶，腔内未见异常密度影

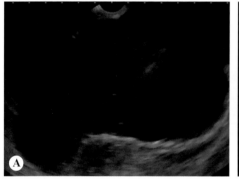
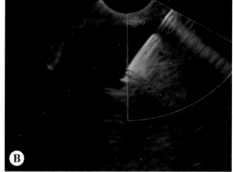

▲ 图 6-5　内镜超声引导下胰腺包裹性坏死穿刺引流

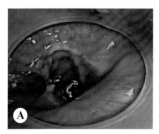
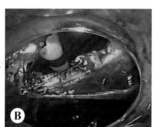
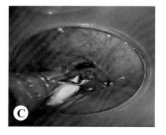

▲ 图 6-6　内镜下与食管狭窄处推送支架过程中支架发生移位，使用三角刀切开胰腺包裹性坏死壁，通过异物钳夹持复位支架后以金属夹夹闭食管创面

（龚婷婷　王　晟）

参考文献

[1] 冯阳，胡翠，梅俏，等．超声内镜引导下细针抽吸活检术的并发症的临床观察．肝胆外科杂志，2015, 23(2):101-103.

[2] Atsushi Kanno, Ichiro Yasuda, Atsushi Irisawa, et al. Adverse events of endoscopic ultrasound-guided fine-needle aspiration for histologic diagnosis in Japanese tertiary centers:Multicenter retrospective study. Dig Endosc, 2021, 33(7):1146-1157.

[3] Hicham El Bacha, Frederic Prat. Endoscopic management of iatrogenic EUS-related duodenal perforations with over-the-scope clips. Endosc Int Open, 2020, 8(1):E59-E63.

[4] Raut CP, Grau AM, Staerkel GA, et al. Diagnostic accuracy of endoscopic ultrasound-guided fine-needle aspiration in patients with presumed pancreatic cancer. J Gastrointest Surg, 2003, 7(1):118-111.

[5] Polkowski M, Larghi A, Weynand B, et al. Learning, techniques, and complications of endoscopic ultrasound (EUS)-guided sampling in gastroenterology:European society of Gastrointestinal Endoscopy (ESGE) Technical Guideline. Endoscopy, 2012, 44(2):190-206.

[6] Tarantino I, Fabbri C, Di Mitri R, et al. Complications of endoscopic ultrasound fine needle aspiration on pancreatic cystic lesions:final results from a large prospective multicenter study. Dig Liver Dis, 2014, 46(1):41-44.

[7] Guo Tian, Zhengdu Ye, Qiyu Zhao, et al. Complication incidence of EUS-guided pancreas biopsy:A systematic review and meta-analysis of 11 thousand population from 78 cohort studies. Asian J Surg, 2020, 43(11):1049-1055.

[8] Affi A, Vazquez-Sequeiros E, Norton ID, et al. Acute extraluminal hemorrhage associated with EUSguided fine needle aspiration: frequency and clinical significance. Gastrointest Endosc, 2001, 53(2):221-225.

[9] Varadarajulu S, Eloubeidi MA. Frequency and significance of acute intracystic hemorrhage during EUS-FNA of cystic lesions of the pancreas. Gastrointest Endosc, 2004, 60(4):631-635.

[10] Mortensen MB, Fristrup C, Holm FS, et al. Prospective evaluation of patient tolerability, satisfaction with patient information, and complications in endoscopic ultrasonography. Endoscopy, 2005, 37(2):146-153.

[11] Wang K X, Ben QW, Jin ZD, et al. Assessment of morbidity and mortality associated with EUS-guided FNA:a systematic review. Gastrointest Endosc, 2011, 73(2):283-290.

[12] Sundeep Lakhtakia. Complications of diagnostic and therapeutic Endoscopic Ultrasound. Best Pract Res Clin Gastroenterol, 2016, 30(5):807-823.

[13] Gress F, Michael H, Gelrud D, et al. EUS-guided fine-needle aspiration of the pancreas:evaluation of pancreatitis as a complication. Gastrointest Endosc, 2002, 56(6):864-867

[14] Katanuma A, Maguchi H, Yane K, et al. Factors predictive of adverse events associated with endoscopic ultrasound-guided fine needle aspiration of pancreatic solid lesions. Dig Dis Sci, 2013, 58(7):2093-2099.

[15] 中国医师协会超声内镜专家委员会．中国内镜超声引导下细针穿刺抽吸／活检术应用指南（2021，上海）．中华消化内镜杂志，2021, 38(5):337-360.

[16] Gao RY, Wu BH, Shen XY, et al. Overlooked risk for needle tract seeding following endoscopic ultrasound-guided minimally invasive tissue acquisition. World J Gastroenterol, 2020, 26(40):6182-6194.

[17] Christian Jenssen, Maria Victoria Alvarez-Sánchez, Bertrand Napoléon, et al. Diagnostic endoscopic ultrasonography: Assessment of safety and prevention of complications. World J Gastroenterol, 2012, 18(34):4659-4676.

[18] Ng PY, Rasmussen DN, Vilmann P, et al.

Endoscopic ultrasound-guided drainage of pancreatic pseudocysts:medium-term assessment of outcomes and complications. Endosc Ultrasound, 2013, 2(4):199-203.

[19] Walter D, Will U, Sanchez-Yague A, et al. A novel lumen-apposing metal stent for endoscopic ultrasound-guided drainage of pancreatic fluid collections:a prospective cohort study. Endoscopy, 2015, 47(1):63-67.

[20] Vazquez-Sequeiros E, Baron TH, Perez-Miranda M, et al. Evaluation of the short- and long-term effectiveness and safety of fully covered self-expandable metal stents for drainage of pancreatic fluid collections:results of a Spanish nationwide registry. Gastrointest Endosc, 2016, 84(3):450-457. e2.

[21] Yan L, Dargan A, Nieto J, et al. Direct endoscopic necrosectomy at the time of transmural stent placement results in earlier resolution of complex walled-off pancreatic necrosis:Results from a large multicenter United States trial. Endosc Ultrasound, 2019, 8(3):172-179.

[22] Lakhtakia S. Complications of diagnostic and therapeutic endoscopic ultrasound. Best Pract Res Clin Gastroenterol, 2016, 30(5):807-823.

[23] Varadarajulu S, Christein JD, Wilcox CM. Frequency of complications during EUS-guided drainage of pancreatic fluid collections in 148 consecutive patients. J Gastroenterol Hepatol, 2011, 26(10):1504-1508.

[24] Voermans RP, Besselink MG, Fockens P. Endoscopic management of walled-off pancreatic necrosis. J Hepatobiliary Pancreat Sci, 2015, 22(1):20-26.

[25] Yasuda I, Nakashima M, Iwai T, et al. Japanese multicenter experience of endoscopic necrosectomy for infected walled-off pancreatic necrosis:The JENIPaN study. Endoscopy, 2013, 45(8):627-634.

[26] Bonnot B, Nion-Larmurier I, Desaint B, et al. Fatal gas embolism after endoscopic transgastric necrosectomy for infected necrotizing pancreatitis. Am J Gastroenterol, 2014, 109(4):607-608.

[27] Mekaroonkamol P, Willingham FF, Chawla S. Endoscopic management of pain in pancreatic cancer. JOP, 2015, 16(1):33-40.

[28] Caraceni A, Portenoy RK. Pain management in patients with pancreatic carcinoma. Cancer, 1996, 78(s3):639-653.

[29] Schmulewitz N, Hawes R. EUS-guided celiac plexus neurolysis-technique and indication. Endoscopy, 2003, 35(8):S49-S53.

[30] Levy MJ, Wiersema MJ. EUS-guided celiac plexus neurolysis and celiac plexus block. Gastrointest Endosc, 2003, 57(7):923-930.

[31] Kumar A, Tripathi SS, Dhar D, et al. A case of reversible paraparesis following celiac plexus block. Reg Anesth Pain Med, 2001, 26(1):75-78.

[32] Abdalla EK, Schell SR. Paraplegia following intraoperative celiac plexus injection. J Gastrointest Surg, 1999, 3(6):668-671.

[33] Krishna SG, Hart PA, Malli A, et al. Endoscopic ultrasound-guided confocal laser endomicroscopy increases accuracy of differentiation of pancreatic cystic lesions. Clin Gastroenterol Hepatol, 2020, 18(2):432-440.

[34] Zhang MM, Zhong N, Wang X, et al. Endoscopic ultrasound-guided needle-based confocal laser endomicroscopy for diagnosis of gastric subepithelial tumors:a pilot study. Endoscopy, 2019, 51(6):560-565.

[35] Chin YK, Wu CCH, Tan DMY. The role of needle-based confocal laser endomicroscopy in the evaluation of pancreatic cystic lesions:a systematic review. Clin Endosc, 2021, 54(1):38-47.

[36] Ha SO, Kim DY, Sohn CH, et al. Anaphylaxis caused by intravenous fluorescein:clinical characteristics and review of literature. Intern Emerg Med, 2014, 9(3):325-330.

[37] Lv WF, Lu D, Xiao JK, et al. The side effects and complications of percutaneous iodine-125 seeds implantation under CT-guide for patients with advanced pancreatic cancer, 2017, Medicine (Baltimore). 96(52):e9535.

[38] Jia SN, Wen FX, Gong TT, et al. A review

on the efficacy and safety of iodine-125 seed implantation in unresectable pancreatic cancers. Int J Radiat Biol, 2020, 96(3):383-389.

[39] Liu K, Ji B, Zhang W, et al. Comparison of iodine-125 seed implantation and pancreatico-duodenectomy in the treatment of pancreatic cancer. Int J Med Sci, 2014, 11(9):893-896.

[40] Gai B, Zhang F. Chinese expert consensus on radioactive ^{125}I seeds interstitial implantation brachytherapy for pancreatic cancer. J Cancer Res Ther, 2018, 14(7):1455-1462.

第7章 内镜血管治疗学常见并发症及处理

一、内镜血管套扎术

（一）概述

内镜套扎术的机制是利用机械套扎的原理，最早来源于内痔的结扎术，其过程是：将套扎器套接在胃镜前端，套扎圈安装在套扎器的外侧，之后对准病变部位，通过吸引的力度，待病变组织吸入套扎器，一般可见呈 Ω 形时，释放橡皮圈，套扎病变部位的根部组织。由于橡皮圈的高弹性的回缩力，对血管造成紧压，血栓形成，血管供应的部位则呈紫黑，随后缺血坏死，一般在 5～7 天后缺血的组织掉落，其局部会形成浅表溃疡，浅溃疡愈合后留下结缔组织的愈合瘢痕。在动物实验中，结扎部位肌层完整，仅在黏膜下层发生缺血坏死。内镜套扎术是通过负压抽吸病变来实现套扎，

因此对于纤维化严重的病灶，需要更大的吸引力及时间，套扎成功率会大大下降，因此它较适用于组织柔软性良好病变。

（二）内镜套扎术的临床应用

1. 在食管胃底静脉曲张治疗中的应用

食管胃底静脉曲张破裂出血是门静脉高压症的严重并发症和主要死亡原因，本病因出血迅猛、量大，且肝功能储备差，死于出血性休克和肝衰竭者多。近 20 年来，内镜套扎结合内科保守治疗已成为食管胃底静脉曲张的主要治疗方法，许多研究表明急诊内镜套扎治疗食管静脉曲张破裂出血的止血率可达 90% 以上。应用尼龙套环结扎治疗食管静脉曲张破裂出血主要目的是阻断

该静脉的血流，圈套结扎后引起局部结扎组织和血管缺血、坏死、脱落，最后自行修复，上述改变仅限于黏膜层与黏膜下层。因此，不会影响食管的蠕动功能，也无食管穿孔、深溃疡形成的危险和其他严重的局部并发症，全身并发症更少见。

内镜套扎术对于食管胃底静脉曲张的适应证：①食管静脉曲张、胃底静脉曲张破裂出血，药物止血无效者；②既往有食管静脉曲张破裂出血史者预防再出血；③外科手术治疗后；④重度食管静脉曲张，有出血史、全身情况差，不能耐受外科手术者；⑤胃底曲张静脉出血呈喷射状，有纤维素样渗出或其附近有糜烂或溃疡等情况，但又无组织黏合剂栓塞条件者。

禁忌证：①严重出血、出血性休克未纠正者；②肝性脑病≥2级不能配合者；③伴严重心、脑、肺、肾功能障碍，大量腹水者，低蛋白血症等术后愈合不良者；④多次内镜下硬化剂治疗后血管硬化或瘢痕组织形成者；⑤食管狭窄、扭曲，有憩室者；⑥过于粗大或细小的食管静脉曲张者；⑦乳胶过敏者；⑧全身情况极差，不能耐受治疗者。

2. 在内痔治疗中的应用

据 2012 年世界卫生组织（WHO）统计，痔疮为全球常见疾病。近年来，我国痔疮疾病的发病率日益升高，发病率约为 50%。痔疮极易引发下消化道出血、直肠脱垂和直肠癌等并发症。至今对痔疮发生的病因和机制还没有形成统一的认识，主流学说包括静脉曲张说、细菌感染说、血管增生说和肛垫下移说等。其中肛垫下移说是比较新的痔疮成因学说。肛垫下移理论对痔疮的治疗产生极大影响。传统的外科痔疮手术主要目的是消除痔疮，而痔疮套扎术则是受到肛垫下移理论的影响，主要以消除症状为主要目的，应用橡皮胶圈进行套扎，使肛垫上提，同时可阻断痔疮供血，消除痔疮症状。

内镜内痔套扎术治疗内痔，采用倒镜或顺镜方法，操作灵活，定位准确，将胶圈结扎于痔核根部，胶圈收缩压迫内痔血管，使内痔供血量减少，从而使其缺血坏死，痔核会逐渐脱落，脱落后残留的创面可以逐渐愈合，痔核脱落后，肛垫位置也会逐渐上移，并且术后黏膜肌纤维发生粘连，从而使肛垫固定的位置比较高，使得直肠下段恢复原来的正常结构。内镜下多环套扎术的优势为手术无须麻醉，患者在清醒状态下完成手术，基本无痛，手术过程中对周围组织结构无损害，减轻了患者术中术后的痛苦。

内镜下痔疮套扎的适应证：①1～3度内痔伴有内痔相关症状；②1～3度内痔经饮食及药物等非手术治疗无效；③内痔手术后复发，肛门反复手术后不能再次手术；④高龄、高血压、糖尿病和严重的系统性疾病，不能耐受外科手术；⑤不愿接受外科手术。

禁忌证：①4度内痔、混合痔及外痔；②1～3度内痔伴有嵌顿、血栓、溃烂、感染等并发症；③严重心、脑、肺、肝、肾衰竭不能耐受内镜治疗；④伴有肛周感染性疾病、肛瘘及炎症性肠病活动期等；⑤凝血功能障碍或正在使用抗凝血药或抗血小板药；⑥妊娠期女性。

相对禁忌证：①既往有低位直肠或肛门手术史；②既往有盆腔放射治疗史；③近期有反复硬化剂治疗史；④精神障碍患者；⑤产褥期女性；⑥伴有结直肠肿瘤患者。

3. 在其他胃肠道疾病中的应用

随着内镜医生对这项技术的不断认识和熟悉，以及套扎器械的不断改良的进步，内镜套扎术已经广泛应用到胃肠道疾病，除治疗静脉曲张引起的出血，对非静脉曲张的出血，如息肉切除术后出血，动静脉畸形，食管贲门黏膜撕裂，Dieulafoy病，蓝色橡皮疱痣综合征，憩室出血等，同时对病变黏膜或黏膜下病变，如平滑肌瘤、间质瘤、直肠小 NET 等，都有较好的疗效，并发症少。套扎术能通过套扎器，将病变组织联合其周边黏膜吸引至套扎器内，对于大部分来源于固有肌层的黏膜下病变，一般病变向胃腔内生长，仅仅部分位于固有肌层，套扎造成病变缺血，自发的脱落，避免穿孔的发生，而对于病变位于较深的层次，全部位于固有肌层，套扎时将套扎全部胃壁，包括胃的浆膜层及外膜层，病变的快速的缺血坏死及脱落，可能造成急性穿孔。文献报道了一些少见的并发症，如结肠憩室出血内镜下胶圈套扎术后4天出现迟发性穿孔的发生。

（三）内镜套扎术的基本流程

1. 食管胃底静脉曲张的内镜套扎术基本流程

（1）常规胃镜检查，进镜至贲门部，仔细观察食管静脉曲张的条数、程度和出血部位，来确定结扎部位。

（2）红色征明显或有血疱征的静脉先行结扎，避免直接吸引表面有溃疡、糜烂，明显红色征和血管壁菲薄的曲张静脉。

（3）自贲门上 2～3cm 处自下而上螺旋状套扎，被套扎的食管静脉曲张成带蒂息肉状，套扎器位于基底部，套扎的静脉表面色泽逐渐变成紫色。

(4) 操作时注意避免在同一水平面上连续套扎，以免多个被套扎的曲张静脉引起食管腔堵塞而引起吞咽困难。

(5) 一次进镜可连续套扎 5 个或 6 个皮圈，每一条曲张静脉一次套扎不超过 3 个点。

2. 内痔的内镜套扎术基本流程

(1) 内镜在直肠壶腹部进行 U 形反转，对准齿状线上缘痔上直肠黏膜保持负压吸引，黏膜进入套筒直到观察到全屏"粉色或红色征"，顺时针转动套扎器手柄，直至感知套扎环被成功触发。

(2) 松开内镜的负压吸引，并送入气体，然后推进内镜少许，使被套扎的黏膜从套筒中出来。

(3) 根据手术需要，可重复以上步骤继续套扎。对于内痔的局部脱出，可在痔上直肠黏膜进行橡皮圈套扎 2 个或 3 个套扎环，对于内痔的环周脱出，可在痔上直肠黏膜环周套扎 4~6 个套扎环。

(4) 视痔核的大小、母痔、子痔的数量，直肠脱垂的程度来判断套扎的部位和环数。

(5) 一定要辨别清楚齿状线，套扎齿状线或齿状线以上的痔核，痔核越严重，脱垂越严重，套扎或硬化的效果可能会越明显，对吸引张

力大的轻度内痔，不必环周套扎，以防肛门狭窄。

(6) 内痔倒镜套扎控镜和控气技术很重要，吸引要吸至"满堂红"，才能释放。

(7) 套扎形成的黏膜球直径以 0.8~1.0cm 为理想。

(8) 应当结合病变及肛垫分布，套扎部位错落分布于不同的截面。

（四）内镜套扎术后的常见并发症及处理

1. 食管胃底静脉曲张的内镜套扎术的并发症及处理

(1) 胸痛：套扎术后食管黏膜及黏膜下层可出现坏死，继之出现急性炎症反应导致。一般发生于术后 2~3 天，持续 2~3 天后自行缓解，一般不需特殊处理。

(2) 发热：患者术后会有轻度发热，体温一般在 38℃以下，3~5 天可恢复正常。若发热持续 1 周以上或体温不断升高，应疑为并发感染，应予抗感染治疗。

(3) 急性食管梗阻或出血：因结扎的曲张静脉阻塞食管腔而致狭窄，过早进食会使结扎球过早脱落而致出血，后果严重的需气囊压迫止血或急诊 TIPS 或手术。因此，术后患者需禁食 24h，其间静脉营养支持代替食物。然后温凉流食直至第 7 天，

逐步过渡到半流食和软食。少量多餐、细嚼慢咽不过饱，避免坚硬、粗糙、高纤维饮食，避免因机械摩擦造成套扎圈过早的脱落而引起创面出血。

(4) 食管狭窄：多发生在多次套扎之后，一般为 2~4 次，此时可适当应用解痉药物，严重者可内镜下扩张。

(5) 咽部不适：主要是由于胃镜通过咽喉部时套扎器与咽部摩擦后引起，操作过程中动作要轻柔。

(6) 吞咽梗阻：曲张静脉套扎后，橡胶圈未脱落的静脉球之间形成局部狭窄；套扎器与咽部摩擦后，食管咽喉部出现充血水肿都会引起。套扎时螺旋状套扎，避免同一层面套扎。

(7) 腹胀腹痛：主要与胃镜操作过程中向胃内注入一定气体量有关。操作过程尽量使用 CO_2 气体，术中避免过多注气，操作结束后尽量吸尽胃内积气。

(8) 恶心呕吐：主要与咽部不适及胃内注入气体有关。术中操作需动作轻柔，避免过多注气，使用 CO_2 气体。必要时给予止吐药处理。

2. 内痔的内镜套扎术的并发症及处理

Elhammer 等认为，该术式所有并发症均发生在术后 10 天内，主要是疼痛和出血，其中疼痛发生率为 29.0%，发生于治疗后数小时至 1 周，出血发生率为 9.0%，仅 1 例需住院输血治疗。

(1) 术后出血：少量出血者，局部应用消炎止血软膏；胶圈滑脱导致的大出血，需要急诊内镜止血，严重者需要外科缝扎。

(2) 血栓形成：局部消炎镇痛膏和坐浴，疼痛严重者可于痔局部涂抹含有麻醉镇痛成分的药物，如丁卡因及利多卡因等；伴血栓嵌顿且经非手术治疗无效时需要外科手术。

(3) 肛门部不适：肛门坠胀、疼痛、肛门水肿等症状可温水坐浴，症状严重者可使用外用治疗痔疮药物或止痛药。

(4) 尿潴留：短暂尿潴留者，给予局部热敷；严重尿潴留者酌情导尿处理。

(5) 疼痛：一般与套扎位置低有关，因肛门部位的神经分布以齿线为界限，齿线以上分布自主神经，为手术无痛区，齿线以下为脊神经，痛觉敏感，如套扎位置距齿线太近，患者会有严重的坠胀及疼痛。因此，在进行内痔套扎时，要注意保护和适当远离齿线，这样可以避免疼痛发生。

（五）总结

内镜套扎术在这十几年的发展及演变中，已经成为治疗静脉曲张出血的常规手段，且被许多消化内镜的学者所推崇、学习及使用。由于内镜套扎术疗效好，安全性高，同时并发症少，引起临床的广泛关注，其应用范畴逐渐扩展到其他消化道疾病及病变。

（钱爱华）

二、内镜直视下血管栓塞术

20 世纪 80 年代，1% 乙氧硬化醇被应用于食管静脉曲张破裂内镜止血，取得良好疗效，内镜直视下血管栓塞术开始被公众所认知和接受。1986 年，Soehendra 报道了应用氰基丙烯酸酯黏合剂对胃静脉曲张进行治疗的病例。此后，胃静脉曲张患者应用黏合剂进行胃镜下注射栓塞术，成为门静脉高压症合并胃静脉曲张破裂出血患者的福音。在欧洲大陆，内镜注射栓塞术的接受程度较高，在英美则相对较低。近年来，关于食管静脉曲张，多数西方国家推荐食管套扎术优于注射硬化术；关于内镜注射硬化疗法的疗效和并发症各报道相差迥异；与此同时，一些研究亦显示注射硬化术尽管其疗效较温和，但根除曲张静脉、维持不复发的能力可能优于套扎术。这些证据提示，注射和套扎并非彼此竞争一替代关系，套扎术易学易用，质控相对更理想，然并非完美；注射技术需要长时间的经验积累及不断总结提高方能精进技术、优化疗效、控制并发症。进入21 世纪后，以弹簧圈置入为代表的超声内镜实时引导血管栓塞术进入人们的视野，并在既往并不十分接受注射（硬化）栓塞技术的美国及诸多西方国家取得愈来愈广泛的认可。在国内，近十年来内镜选择性静脉断流术（ESVD）的概念被众多同行所接受，中国临床指南中亦将直径＞ 1.5cm 的食管静脉曲张列为不适合套扎术，并肯定了硬化治疗的积极意义，以及作为不适合行套扎治疗的有效备选方案。

内镜直视下血管栓塞术应用于动脉出血具有理论上的合理性和可行性。具有快速聚合特性的栓塞型黏合剂足以在极短的时间内栓塞小动脉出血，无论对于迪氏病或者消化性溃疡所导致的小动脉出血都具备良好的止血效果，然而，由于导致消化道出血的动脉其内径远小于曲张静脉血管腔，使得该技术在操作层面上难度大，细节亦未形成操作共识。在黏合剂用量方面，偏小可能导致栓塞无效，偏大则黏合剂可逆行进入上游动脉，从而造成较大范围的不必要的栓塞（及不良反应的产生）。

（泡沫）硬化疗法应用于内痔和混合痔的内痔部分的内镜治疗，其疗效和安全性已经得到了临床验证，并写入 2021 年中国消化内镜内痔诊疗指南及操作共识。此外，硬化或黏合剂栓塞治疗应用于异位静脉曲张、静脉瘤、血管瘤治疗，均有成功临床经验可供参考。

（一）栓塞剂

1. 硬化剂

硬化剂是一类流动性良好的液体，当局部浓度较高时，具有破坏血管内皮、促进血栓形成的作用。20 世纪临床常用的鱼肝油酸钠因其不良反应较大已被淘汰，近年来 1% 聚多卡醇或聚桂醇注射液是国内最常用的硬化剂，其他硬化剂包括 3% 聚多卡醇、10% 乙醇胺油酸盐（Ethanolamine Oleate，EOI）、十四烷基硫酸钠、甘油、铬酸甘油、50% 或更高浓度的葡萄糖溶液等。

2. 泡沫硬化剂

应用 Tessari 法，可将 1% 聚多卡醇或聚桂醇注射液与一定量的空气或二氧化碳混合成为泡沫硬化剂。泡沫硬化剂被广泛应用于下肢静脉曲张硬化术和内痔硬化术中。临床应用显示泡沫硬化剂适量应用于消化道静脉曲张硬化术是安全的。应用泡沫硬化疗法时，需要助手实时配制泡沫并维持泡沫细腻混悬状态以备使用，从而最大限度确保泡沫剂疗效和安全性。

3. 黏合剂

绝大多数均为氰基丙烯酸酯类黏合剂，其封闭于包装容器内为流动液体，当注射入血管后可快速形成固态聚合物，从而封堵血管腔，起到止血作用。国内临床广泛使用 N- 丁基 - 氰丙烯酸酯（NBCA）。一些国外学者认为 NBCA 固化速度过于迅速，可能在未均匀填充曲张静脉血管腔之前即已聚合固化，因此提出了应用碘油对黏合剂进行稀释的经典用法，以延长其聚合时间，但这种做法也在一定程度上增加了黏合剂被血流冲走、导致（顺流）异位栓塞的风险。近年国内普遍应用原液注射法。2- 辛基 - 氰基丙烯酸酯固化速度较慢，亦有较多西方学者认为其固化程度正合宜，可成功应用于胃静脉曲张治疗。

4. 凝血酶

凝血酶（纤维蛋白胶）注射入血管后可促进血液凝固，从而起到一定的止血和栓塞静脉曲张的效果。一些学者认为凝血酶较黏合剂不良反应更少，与组织相容性好，不存在术后"排胶"情况，尽管其即时效果可能不如黏合剂来得那么突出。

其他一些药物也可应用于内镜下注射栓塞术。例如，对于食管静脉曲张，50%或更高浓度的葡萄糖溶液可以作为廉价的硬化剂使用，尽管其疗效并不如1%聚桂醇溶液。

（二）操作过程

1.时间窗口

对于急性上消化道静脉曲张性出血，多数指南均推荐在患者情况稳定后12～24h内进行急诊内镜检查/治疗。从内镜治疗视野的角度看，尽量确保胃腔、食管腔内没有积血，是提高内镜止血成功率的重要保证。欧洲肝病学EASL指南推荐在排除QT间期延长后，内镜术前0.5～2h应用250mg红霉素静脉滴注来促进胃肠道排空，对改善内镜视野有积极意义。对于一级、二级预防患者，术前确保患者一般情况稳定，肝功能评级和凝血功能在可接受范围内，无活动性感染。

术前对操作部位及门静脉系统行增强CT等影像学检查，可对治疗靶血管的整体情况及具体细节做出预判，对评估风险、提高疗效、降低并发症具有重要意义。

2.术前准备

患者签署知情同意；备齐检查及治疗所需要的硬件设备和耗材、开放静脉通路、确认氧气及负压吸引、生命体征监护设备等。静脉应用降门静脉压力药有助于提高术中安全性；而静脉应用镇静镇痛药对提高患者耐受性有积极意义。为了防范误吸，对于具有误吸风险且预期操作时间较长的治疗，应尽可能给予气道保护。当气管插管由于种种原因而不可行时，将检查床置于头高脚低位也有一定帮助。应用二氧化碳代替空气用于胃肠腔注气，可改善长时间内镜检查及治疗造成胃肠道胀气的情况。经验丰富的内镜医师和护士对提高疗效、控制并发症的正面影响不可或缺。

3.内镜操作过程

(1)识别并穿刺靶血管、确认回血：多数情况下，内镜直视下即可准确识别消化道静脉曲张。对于食管静脉曲张，尽可能在食管下端进行注射治疗；对于胃—食管连通型静脉曲张（尤其是Sarin GOV1型），尽可能从肛侧端开始进行治疗。如果静脉曲张的色泽和正常黏膜相似，或者存在任何难以准确辨别静脉曲张血管走行的情况，可以借助针鞘按压、试穿刺或者超声内镜的方法加以明确。若血管表面存在红、白色血栓，在安全可行的前提下，尽可能选择血流的上游方向进行穿刺；若红、白色血栓存在于孤立性胃底静脉瘤表面，可尝试结合增强 CT 图像分析寻找来源血管，若无法确定上下游方向，则次选出血点邻旁作为穿刺点。对于静脉曲张口径大、分流道（自穿刺点至最近的体循环血管的距离）短而粗大的，需要特别提防体循环异位栓塞风险；而当应用钛夹等限流措施后，也需考虑门静脉系统（逆行）异位栓塞的风险。

一般应用于静脉曲张治疗的注射针针尖长约 4mm。如果表面的黏膜上皮较厚，可以应用针尖较长（5～6mm）的穿刺针，以确保针尖斜面充分刺入血管腔内。口径 23G 和 25G 的穿刺针均可用于硬化剂注射；如果需要进行黏合剂注射，23G 较适合。具有透明针鞘的注射针可以很方便地观察针尖有效刺入曲张静脉血管腔后形成的自发回血。通畅而流量又不是特别大的静脉曲张较适合安全地进行直视下注射硬化（栓塞）治疗。当实施食管/贲门正镜注射时，内镜先端安装透明帽有助于提高注射精确性及稳定性，并可在针眼出血时起到压迫止血的作用。

(2) 栓塞剂的团注：对于食管静脉曲张，最常用的注射治疗即硬化疗法。国内常用 1% 聚桂醇（聚多卡醇）溶液进行血管内注射，单根曲张静脉的注射量一般不超过 10ml，单次治疗的总量不超过 40ml。静脉旁注射，一方面具有一定的压迫和促炎效果，另一方面可能增加局部溃疡形成的风险，近年来已不作为常规疗法。

对于胃静脉曲张，经典的注射治疗是碘油—黏合剂—碘油的序贯"三明治"治疗法，这种方法可以尽可能地保全注射针不被黏合剂堵塞。对于 NBCA，由于其凝固速度极快，经典的方法是使用碘油对原液进行稀释，以延长其凝固时间。然而，混合了碘油、凝固较慢的黏合剂可能会更容易被血流冲走，从而增加了（顺流）体循环异位栓塞的发生风险。近年国内医学界普遍认可的方法是先注射硬化剂、再注射黏合剂原液进行栓塞，而冲管介质则可以在液态硬化剂、0.9% 氯化钠溶液、葡萄糖溶液、碘油、空气中任选其一。碘油冲管有助于提高注射针的重复使用率。考虑冲管介质的首要作用即为将针管内的黏合剂推入血管，如应用少许空气进行冲管，其中部分空气和黏合剂相混聚合，部分存留于针管内，几乎不存在诱发空气栓塞的风险。偶见推入黏合剂后，液体冲管介质无法完全推入的情况，这可能系黏合剂甫一推出针尖甚至在针管内就已提前凝固，后续可应用空气推胶法进行补救：将黏合剂和一定量的空气（对于23G内镜直视注射针，一般为2ml左右）抽入同一注射器，团注时将注射器的活塞向上、液体出口向下，快速推动活塞到底，冲管空气即可在第一时间将黏合剂压入血管腔。

尽可能确保血管内注射。对于较细的曲张静脉，有时需要应用"悬针"的方法，让针尖斜面始终位于血管腔正当中，以避免打肿。如果注射药物后局部明显肿胀，有可能是曲张静脉被打肿，也有可能是注射针刺入的曲张静脉内部系蜂巢状血管结构，需要根据具体情况进行分析。当存在粗大静脉时，黏合剂若渗漏至黏膜下而并没有将曲张静脉来源血管完全封堵，将增加术后发生排胶出血的风险。

术后一般给予适当的禁食、抑酸、降门静脉压力、预防性抗感染、补液支持等治疗，逐渐开放饮食。对于食管硬化疗法，鉴于硬化剂需要一定的时间来发挥最大栓塞效果，且考虑到治疗后局部注射点位可能形成溃疡或糜烂，需要一定的愈合时间，因此两次治疗的间隔时间不宜太短；对于胃静脉曲张黏合剂栓塞，由于黏合剂对胃壁组织而言是一种异物，大多数患者均会经历为期数月的"排胶"（glue extrusion）现象，系注射到胃壁内的固态聚合物排出至胃腔内的现象。笔者曾经观察到最长的排胶长达两年之久，在此期间并未发生排胶出血的情况。也有少数患者始终不发生排胶。如果黏合剂存留于胃壁外的血管腔内，则迄今笔者尚未观察到排胶现象发生。

（三）并发症

相当一部分的现行临床指南，并未对这些具有风险的治疗性内镜操作的并发症进行足够的描述，而另一些学术文章则可能提出不必要的过分担忧，从而可能让初学者无所适从。门静脉高压经常与肝硬化并存，一方面由于内镜治疗本身的需要，对镇静、镇痛甚至麻醉药存在刚性需求，另一方面存在肝功能不全，从而可能增加药物相关不良反应的发生。和麻醉/镇静有关的并发症可参见相关专著。

1. 误吸与窒息

对于急性上消化道出血，胃食管腔内经常存留积血，甚至合并活动性出血。

对于具有误吸风险且预期操作时间较长的治疗，应尽可能给予气道保护。欧洲 EASL 指南推荐内镜术前 0.5～2h 应用 250mg 红霉素静脉滴注以促进胃肠道排空。将检查床置于头高脚低位也具有积极意义。对于清醒患者，如果发生恶心呕吐血凝块，必要时可将内镜迅速退出体外，并立即吸除患者口腔、鼻腔内的黏液和血液。

2. 恶心、呕吐、低热、腹痛、腹胀、一过性菌血症

内镜注射（硬化）栓塞治疗后，部分患者会出现诸如恶心、呕吐、低热、腹痛、腹胀、一过性菌血症等情况，这些症状大多程度较轻，对症处理后通常在数日内逐渐缓解。如患者症状持续，可应用影像学检查以排除重大并发症。

3. 出血

(1) 早期再出血。Baveno V 共识意见中，将早期再出血定义为术后 120h（5 天）内再发消化道出血。术后早期再出血一般系靶血管栓塞不全所引起。一旦发生，建议尽早行内镜检查明确病因。偶见胃食管静脉曲张被栓塞后，继发门静脉高压性胃肠病出血或其他部位的异位静脉曲张破裂出血者。

(2) 迟发性出血。Baveno V 共识意见中，将迟发性出血定义为术后 120h（5 天）后再发消化道出血。迟发性出血的常见原因包括：①漏栓

血管，系前次治疗时存在未治疗的血管，术后发生破裂；②新发静脉曲张破裂出血；③排胶出血：黏合剂注射栓塞术后，由于聚合的黏合剂对胃壁组织而言是一种异物，大多数患者均会经历为期数月的"排胶"现象，系注射到胃壁内的固态聚合物排出至胃腔内的现象，常同时伴有局部溃疡形成和炎症反应。排胶出血的原因众多，既可能是排胶溃疡侵蚀到小动脉，也可能系胶体边缘或深部新发 / 残存静脉曲张破裂，致使血液流入消化道腔内。排胶出血有时来势汹涌，但经过内科保守治疗后多数患者可取得病情平稳。部分排胶周期漫长的、存在较粗大的新发 / 残存静脉曲张的、存在原发病未控制的、恶性肿瘤的患者，可能经历不止一次的排胶出血。

鉴于排胶出血一定程度上与胶体的异物反应有关，因此，若局部存在较粗大的新发 / 残存静脉曲张，可再次进行黏合剂注射栓塞治疗，但不排除今后再发的可能；若局部静脉曲张细小，也可仅应用硬化治疗，缺点是即时止血效果较差，优点是不存在追加注射黏合剂诱发事后再次排胶的风险。结合实际情况，钛夹夹闭、套扎均可加以考虑。

从临床诊治指南的角度出发，以上情况均系内镜治疗后复发出血，

除了考虑再次内镜治疗外，应考虑追加经颈静脉肝内门－腔分流术（TIPS），具体选择何种疗法，应结合实际病情、医师经验、当地医疗资源、患者意愿等因素，共同决策。

4. 异位栓塞

异位栓塞是内镜下血管栓塞术的重要并发症。总体而言，异位栓塞可分为逆流（门静脉系统）异位栓塞和顺流（体循环系统）异位栓塞，后者又可进一步分为右心系统栓塞（如腔静脉栓塞、肺栓塞、具有胃－肾分流道的患者发生左肾静脉栓塞等）和左心系统（反常）栓塞（如急性心肌梗死、急性脑梗死等，通常认为系栓塞剂通过异常开放的右向左分流通道，或者通过肺内动静脉分流进入左心系统）。

由黏合剂异位聚合所引起的异位栓塞，通常发生于内镜血管栓塞后即刻。而由硬化剂所引起的异位栓塞，由于硬化剂诱导局部血管无菌性炎症和血栓形成往往需要一定时间，因此可发生于术后数分钟至数小时。一些严重的异位栓塞可能是致命的，如累及范围广泛的急性肺栓塞、心肌梗死、脑梗死等。

一旦怀疑异位栓塞发生，首先判断患者意识状态、确定患者生命体征平稳，否则立即施行心肺复苏等抢救措施。针对具体并发症进行评估、会诊及对症支持治疗，同时避免低血压和循环血容量不足的情况。由硬化剂所引起的异位栓塞，可在确保无活动性出血的前提下，静脉应用抗凝血/抗血小板药进行补救，抗凝血/抗血小板药剂量可根据患者的肝功能、异位栓塞的严重程度、静脉曲张的栓塞效果等因素共同决定。由黏合剂异位聚合所引起的异位栓塞，由于黏合剂固态聚合物很可能无法被任何静脉抗凝血/抗血小板药所溶解，因此治疗的主要目的，更多的是尽可能避免更大范围的血栓形成。

无症状性异位栓塞的发生率难以得到准确估计，对每一位患者均常规进行术后头颅、胸部、腹部CT扫描以排查可能存在的无症状性异位栓塞，既消耗了过多医疗资源，也对优化医疗决策帮助不大。此外，由于西方学者较多采用碘油稀释黏合剂后进行注射，因此高密度的碘油在平扫CT中即可直观识别；而国内绝大多数内镜医师均采用黏合剂原液注射，只有高分辨率增强CT才可能准确识别出无症状性异位栓塞。

异位栓塞重在预防。对于静脉曲张口径粗、分流道（自注射点经侧支循环至最近的体循环血管的距离）短的，需要特别提防体循环异位栓塞风险。有时，胃静脉曲张露出胃腔黏膜至黏膜下的部分并不十分显眼，容易使得内镜医师忽略其粗大来源支的凶险本质。少部分患者存在独立的高位食管来源支，血管通畅，流速快。粗大胃－食管连通型静脉曲张发生食管部位的活动性出血时，一种常用的策略是对出血点进行大剂量硬化剂，尤其是黏合剂的注射，然而由于此时胃静脉曲张未经治疗，上游来血速度快、流量大，发生异位栓塞的风险会相应增加。如能准确追溯到出血点上游的胃静脉曲张并对之进行治疗，则一方面可起到"隔山打牛"的效果，另一方面随着治疗层面的上溯，发生顺流异位栓塞的风险会随之下降。部分患者的食管静脉曲张，在食管下段即发出分流道汇入心脏，尤需小心。对于孤立性胃底静脉曲张，准确识别流入道既可提高疗效，又可减少并发症的发生。这些均需要事先进行影像学评估。

在注射栓塞前应用钛夹等限流措施，可有效减少顺流异位栓塞的发生。然而，从笔者的经验看，钛夹限流的效果因患者而异。需要注意的是，应用钛夹限流效果明显的患者，发生逆流（门静脉系统）异位栓塞的风险会相应增加。单点黏合剂注射剂量如何把握，始终是一个内镜医师需要反复思考权衡体会的难题。

5. 误栓动脉

无论是内镜直视下还是超声内镜引导静脉曲张栓塞术，均有误栓胃小动脉的可能性。因此，对于内镜直视下栓塞，若治疗目标是曲张静脉，则当注射针刺入血管并确认回血后，若在团注含有亚甲基蓝的硬化剂时出现注射点周围成片胃壁瞬间呈"流动的蓝色海洋"征象，其蓝色出现和消退的时机几乎和团注硬化剂相同步，操作者应立即意识到误入动脉的可能。有时，胃静脉曲张与动脉之间可能存在异常分流道开放，此时部分栓塞剂从曲张静脉溢入小动脉，胃黏膜缺血区域相对较小。黏合剂误栓胃小动脉后，相应的动脉供血胃黏膜区域立即呈紫红色缺血表现。一旦确实发生误栓，立即给予禁食、抑酸、预防性抗感染、补液支持等措施，若黏合剂用量小、误栓范围不大，通常不至于引起胃壁坏死穿孔等严重后果。

6. 食管周围炎与胸膜渗出

偶见食管、贲门注射硬化（栓塞）术后并发食管周围炎和胸膜渗出，可能系硬化剂渗入食管壁深层及壁外所引起，患者可表现为术后较严重的腹痛、胸痛、背痛、发热等不适，CT扫描可见食管周围渗出影等相应改变（图7-1）。临床处

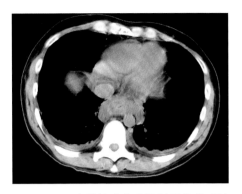

▲ 图 7-1　食管静脉曲张注射硬化术后继发食管周围炎，平扫 CT 可见食管壁周围环绕低密度渗出影

理上一般给予禁食、抗感染、抑酸、吸氧、静脉补液支持等，轻症患者有望在短期内好转。

7. 注射点局部溃疡形成

硬化剂是流动的液体，即使有少量渗透到消化道管壁结缔组织中，亦不会引起如黏合剂般的排异现象。食管静脉曲张注射硬化治疗后，注射点局部通常会伴有糜烂和轻度炎症反应，常在数日至数周内愈合，偶见明显溃疡形成，溃疡愈合后可形成明显瘢痕。如溃疡基底部曲张静脉未闭塞，则可能诱发静脉曲张性消化道出血，一旦发生，治疗上可采用再次精确曲张静脉内注射疗法，或者采用钛夹等物理方法关闭创面。避免大剂量硬化剂渗漏到血管外，可最大限度防止该并发症的发生。

8. 消化道狭窄

当硬化剂或黏合剂渗透至血管外间质中，均具有较强的促炎作用，继以肉芽组织和瘢痕形成。当注射点打肿时，局部的炎症反应尤为明显。食管静脉曲张注射硬化术引起食管狭窄的发生率，各报道之间差异甚大，猜想原因与注射位置和数量、单点剂量、操作医师的注射策略和操作技术等因素均有关联。内镜先端安装透明帽有助于食管注射时稳定内镜进镜距离，对避免打肿有积极意义；应用现场制备的泡沫硬化剂取代硬化剂原液，有助于减轻渗入血管壁外所引起的间质炎症反应。笔者近年来坚持尽可能血管内注射，至今无一例患者术后出现阻碍进镜的食管腔明显狭窄。

一般认为黏合剂注射不适合食管静脉曲张治疗，由于食管距离心肺较近，如此这般会增加发生顺流异位栓塞的风险。尽管如此，近年来有不少学者尝试进行食管静脉曲张硬化剂 - 黏合剂联合注射栓塞术，有少部分单位将这种做法作为常规治疗方法。中等大小的食管静脉曲张最适合套扎治疗，且符合临床指南推荐；粗大食管静脉曲张，注射治疗发生异位栓塞的风险较高；细小食管静脉曲张，单纯注射硬化其治疗强度已足够，联合黏合剂并无必要，且增加术后食管狭窄的发生率（图 7-2）。笔者提出套扎 / 钛夹

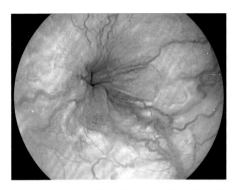

▲ 图 7-2　食管静脉曲张多次硬化剂 - 黏合剂联合注射治疗后继发管腔狭窄

截流硬化治疗，而孔德润教授团队提出球囊辅助（限流）硬化治疗，借助不同的方式，同样旨在减缓栓塞剂的回流，从而增强粗大食管静脉曲张的注射治疗有效性和安全性。

9. 内镜 / 设备损坏及其他

黏合剂沾染、损坏内镜器械是内镜医师需要面对的一项实际问题。倒镜注射贲门小弯侧时，注射点经常紧贴内镜镜身，黏合剂可能喷溅、沾染内镜镜身或工作通道。有时黏合剂会将针鞘与局部黏膜粘住，拔针时为了避免黏膜撕裂，常将内镜镜头抵住周遭黏膜再拔针，这样镜头也有可能沾染到黏合剂。尽可能应用带有附送水功能的内镜，在注射黏合剂后如遇粘针，应用附送水功能对创面进行冲洗以使溢出的黏合剂充分凝固再拔针；注射针撤出黏膜后，保持针鞘伸于内镜先端外的姿态，将针鞘头端浸没于胃底液

体中至少 15s 再回撤，可以最大限度防止内镜沾胶。注射点局部黏膜撕裂，若其深部静脉曲张已被黏合剂栓塞，则黏膜渗血通常并不严重；若深部静脉曲张未完全栓塞，则可能继发活动性出血，需要紧急追加治疗。一旦发生内镜设备沾胶，勿用暴力分离，可尝试应用指甲油溶解剂或风油精解胶。内镜镜身与消化道管壁之间被黏合剂粘连是少见而严重的并发症，笔者在临床工作中曾遇到一次在胃内注射的黏合剂从食管的出血破口溢出，并将内镜镜身与食管黏膜黏结固定，退镜时不可避免地造成食管黏膜撕裂及静脉曲张破裂出血的案例，最终应用食管静脉曲张内多点追加注射硬化剂及多枚钛夹夹闭撕裂创面的方式，成功渡过难关（图 7-3）。

（吴　巍）

三、超声内镜实时引导血管栓塞术

治疗性超声内镜与内镜注射血管栓塞术相结合，诞生了超声内镜实时引导血管栓塞术。在这项技术中，穿刺针的角度和深浅位置可在线阵型超声内镜的实时监控下由内镜医师自如调整；既可穿刺黏膜下

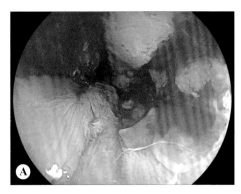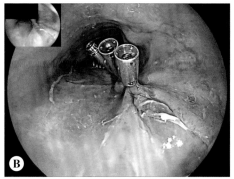

▲ 图 7-3 因黏合剂将内镜镜身与食管壁黏结固定而造成食管黏膜撕裂及静脉曲张性出血的病例

A. 撕裂后；B. 应用注射硬化术对静脉曲张进行硬化止血，应用钛夹夹闭撕裂创面后

静脉曲张，亦可突破消化道管壁穿刺壁外来源支；超声内镜附带的彩色多普勒功能可以清晰地显示血管结构、血流和频谱。早在 2007 年，Romero-Castro 等首次应用该技术，将黏合剂原液与碘油按 1:1 混合调配的栓塞剂用于胃静脉曲张来源支的封堵，取得了良好的临床效果。与他们不同的是，后续大多数学者均选择了直接穿刺腔内静脉曲张，而在穿刺针的选择上可有 19G 和 22G 两种选择。部分学者在栓塞过程中同时参考超声和透视图像（当采用黏合剂原液与碘油混合稀释的方法注射时，应用透视可清晰地追溯黏合剂的流向），而在另一些研究中仅依靠超声图像来监测栓塞效果。

为了进一步降低术中并发异位栓塞的风险，Romero-Castro 等于 2010 年首次应用超声内镜实时引导的方法在静脉曲张内置入弹簧圈进行栓塞获得成功，此后该技术的影响不断扩大，而操作细节上则各有不同。在设备上，多数学者应用标准的侧视型线阵型超声内镜进行穿刺，少数学者使用前视型线阵型超声内镜；在穿刺路径上，大部分学者选用经食管下段的路径穿刺胃底静脉曲张（His 角法）；而另一些研究采用了经胃路径（非 His 角法），或两者混合。根据弹簧圈的不同粗细规格，适配 19G 或 22G 超声内镜穿刺针。置入的弹簧圈直径根据曲张静脉血管内径及弹簧圈生产商的产品系列规格共同决定，通常为 5～22mm；弹簧圈延展全长自数厘米至数十厘米不等。尺寸合适的弹簧圈可稳定滞留于曲张静脉管腔内，具有较好的组织相容性，但单用弹簧圈常常并不足以完全阻断静脉曲张血流，表现为部分患者的静脉曲张需要反复填塞弹簧圈才能实现栓塞。更多学者认为将弹簧圈和黏合剂相结合，借助事先置入的弹簧圈减缓血流，可为后续注入的黏合剂提供黏附的骨架结构，从而使得两者取长补短，在取得理想栓塞效果的同时将异位栓塞的风险控制到最低限度。Bhat 等应用 EUS 实时引导，在静脉曲张内置入长度 7cm 或 14cm 的弹簧圈，然后使用 2-辛基-氰基丙烯酸酯黏合剂进行栓塞，总共治疗 151 例获得成功，这其中包括胃静脉曲张一级预防、二级预防和紧急止血患者。这项迄今发表的最大宗病例随访研究显示 EUS 实时引导弹簧圈＋黏合剂联合栓塞术对于根除胃静脉曲张是行之有效的。EUS 引导弹簧圈置入栓塞术的很多操作细节，至今不同学者之间仍颇为不同，譬如穿刺靶血管选择来源支或腔内静脉曲张、穿刺径路选择经 His 角或非 His 角、穿刺针口径选择 19G 或 22G、弹簧圈的长度与直径比值、弹簧圈的置入数量、黏合剂的理化种类选择、黏合剂量的斟酌；黏合剂经 EUS 穿刺针团注或经胃镜直视下团注等诸多因素。

（一）栓塞剂

1. 硬化剂、黏合剂

可参考直视下治疗。

2. 弹簧圈

主体由极细的合金丝制成，释放后可形成一定的预设空间构形的弹性栓塞物。应用于血管栓塞的弹簧圈，其释放前全长在数厘米最高至 60cm 不等；释放盘旋成形后的直径在数毫米最高至 22mm 不等。根据弹簧圈可通过的导管规格，可分为 0.035in 和 0.018in 两种规格。根据弹簧圈是否可在释放的过程中进行回撤操作，分为可控型（完全释放前可回撤）和不可控型（仅可推出，不具备回撤功能）。部分弹簧圈表面被覆纤毛，可增强其诱导血栓形成、吸附黏合剂、阻断血流的能力。

3. 凝血酶及纤维蛋白胶

Lo 等应用随机分组方法对比了 EUS 引导黏合剂栓塞与凝血酶注射法治疗胃静脉曲张的有效性和安全性，发现两者有效性相似，但 EUS 引导黏合剂栓塞术后发生溃疡（排胶）、排胶出血及并发症的整体发生率均明显高于凝血酶。Frost 等应用 EUS 引导凝血酶治疗 8 例患者，其中每位患者注射 600～10 000U，发现大部分患者疗效明显，且没有明显并发症发生。

4. 可吸收明胶海绵

有学者将可吸收明胶海绵与弹簧圈相结合，用于栓塞胃静脉曲张取得成功。可吸收明胶海绵遇水膨胀，可选择颗粒大小合适的材料，应用制备泡沫剂的 Tessari 法将其制备成凝胶，借助 EUS 注射针注入曲张静脉血管腔内。鉴于可吸收明胶海绵遇血液后并不似氰基丙烯酸酯类黏合剂般快速聚合凝固，关于这种方法还存在一些疑问，譬如栓塞的效率、是否可逆、发生异位栓塞的风险等。

（二）操作过程

线阵型 EUS 可清晰识别消化道壁内及穿壁静脉曲张，其扫描频率足以清晰显示毫米级血管腔细微结构，彩色多普勒功能可显示血流与频谱，并实时引导 EUS 穿刺针的穿刺和栓塞过程。若将黏合剂和碘油按一定比例混合来制备栓塞剂，则在 X 线透视下可见，可同时借助透视了解栓塞剂（包括弹簧圈）的分布，这和放射介入医师的栓塞法非常相似。

1. 穿刺靶血管并确认

首先应用白光内镜观察，然后换用线阵型 EUS 进行扫查。确定栓塞目标，可以是腔内静脉曲张，也可以是来源支（穿通支）。如穿刺来源支，谨记务必明辨血管结构，并应用脉冲频谱（PW）功能确认系静脉频谱。在 EUS 实时引导下，将预充 0.9% 氯化钠溶液的穿刺针刺入靶血管中。由于 EUS 穿刺针不具备透明针芯，无法观察回血，因此可借助团注 0.9% 氯化钠溶液的方法，通过注射后是否流空或肿胀来确定是否血管内注射。

2. 栓塞剂的团注

可以根据注射部位、曲张静脉口径、流速等因素，决定采用何种栓塞剂：硬化剂、泡沫硬化剂、凝血酶、硬化剂 + 黏合剂、弹簧圈 + 黏合剂、弹簧圈 + 硬化剂 + 黏合剂、弹簧圈 + 可吸收明胶海绵等。

如置入弹簧圈，EUS 穿刺针腔应先行肝素化。通常需要两名助手的协助，以将弹簧圈自产品包装顺利转移到穿刺针腔、并推送到靶血管腔中。评估弹簧圈置入效果，并且注射后续药物；或者再重复上述步骤，以置入第二个弹簧圈。

冲管介质与直视下注射栓塞相似。

完成所有药物注射后，回撤穿刺针以使其外伸长度归零并锁定，拧下并取出穿刺针。外露针尖并使用足量液体冲洗针腔，若针腔通畅，则该穿刺针可重复进行第二次液态药物团注，但只有借助全新（未推送过黏合剂）的穿刺针才能成功置入弹簧圈。

以上描述的是应用 EUS 穿刺针完成弹簧圈和药物团注的一步法；考虑到保护线阵型超声内镜免受黏合剂沾染损坏，也采用超声与直视相结合的方法，在线阵型超声内镜实时引导下置入弹簧圈，然后退出线阵镜，在直视下注射黏合剂完成最终栓塞。

术后处理及观察与直视下注射栓塞相似。

（三）并发症

1. 关于弹簧圈的技术问题

(1) 穿刺靶血管：穿刺靶血管的过程中，穿刺针尖可能被部分结缔组织缠绕。务必确保穿刺针尖完整进入靶血管腔内，再释放弹簧圈。

(2) 弹簧圈安装和释放问题：弹簧圈从产品包装完整转移到穿刺针内，常需要一定的技巧。在释放弹簧圈的过程中，应避免中途回撤，尽可能确保释放过程一气呵成，否则容易造成弹簧圈接触血液后形成血栓并嵌顿于穿刺针内。

2. 误吸、恶心、呕吐、低热、腹痛、腹胀、一过性菌血症

可参考直视下栓塞术。

3. 穿刺点出血

由于 EUS 引导静脉曲张栓塞术

使用的 EUS 穿刺针可刺入胃壁内相当距离，当穿刺深部静脉曲张时，经常发生栓塞靶点与黏膜上皮表面的穿刺点之间不属于同一套血管的上下游，而是互相平行的关系；或者一套曲张静脉体系中存在多个来源支，均可能导致栓塞结束回针后穿刺点出血。穿刺点出血的发生率根据不同报道，为 6%～50%。如遇回针后穿刺点活动性出血，可根据实际情况调整下一步栓塞靶点。Khoury 等报道 1 例患者在回针后穿刺点持续出血，应用黏合剂注射止血成功。

4. 迟发性出血

在直视注射栓塞术章节中描述的各项情况，在 EUS 实时引导治疗中亦有可能遇到。内镜医师应当用好 EUS 这项武器，尤其在面对复杂空间结构的曲张静脉时，尽可能避免漏栓血管。新近的一篇 Meta 分析认为 EUS 引导静脉曲张栓塞术后静脉曲张复发总体情况略优于内镜直视下注射栓塞术。

5. 排圈／排胶

对于胃壁组织而言，弹簧圈与黏合剂相似，也是一种异物，因此发生排圈现象（即置入胃壁内曲张静脉管腔内的弹簧圈或弹簧圈与黏合剂的混合团块排出至胃腔内的现象）是术后正常现象（图7-4），尽

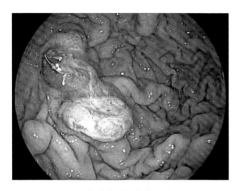

▲ 图 7-4　胃底瘤状静脉曲张行 EUS 弹簧圈 + 黏合剂复合栓塞术后排圈 + 排胶现象

管并非所有患者均会发生这种情况。Romero-Castro 等观察到 1 例患者术后出现局部排圈及瘢痕形成；而 Bhat 等报道 151 例治疗患者中有 4 例出现排圈 / 排胶出血。

6. 异位栓塞

一方面，EUS 引导血管栓塞术的异位栓塞发生率整体较低；另一方面，即便将 EUS、弹簧圈与黏合剂三者联合，仍不能完全避免异位栓塞的发生：Bhat 等报道 1 例患者在出院一周后发生肺栓塞，经支持治疗好转后口服华法林出院；而 Lobo 等报道 4 例。Romero-Castro 等应用影像学方法对 19 例接受 EUS 引导黏合剂栓塞术的患者进行术后例行随访，发现其中 9 例患者存在无症状性肺栓塞。考虑到以上大多数研究均应用黏合剂与碘油混合稀释的栓塞剂或者聚合速度较慢的 2- 辛基 - 氰基丙烯酸酯，再反观国内同

行普遍应用的 NBCA 原液，其异位栓塞发生率（包括无症状性和具有临床意义的病例）理应更低，然实际如何？至今尚无确实数据。

7. 误栓动脉

EUS 引导下血管栓塞术可以用于动脉系统疾病的治疗。Rai 等应用 EUS 引导弹簧圈 + 黏合剂复合栓塞技术成功治疗 6 例脾动脉瘤患者，且术后无并发症发生。国内陈洪潭教授等报道 1 例应用该技术成功栓塞合并胃静脉曲张的脾动脉瘤的病例。鉴于该领域目前仍处于开拓阶段，料想随着这部分临床工作进一步开展，操作相关并发症的发生往往在所难免，譬如邻近正常动脉血管被（部分）误栓塞等。

与内镜直视下治疗相似，当治疗靶点是静脉曲张时，EUS 引导栓塞术也存在误栓胃小动脉的可能性。一旦穿刺靶点错误，由于 EUS 栓塞过程缺乏内镜直视图像，难以观察到团注含有亚甲基蓝的硬化剂时胃黏膜表面"流动的大片蓝色海洋"征象，无法在第一时间纠正错误。贲门周围常见胃左动脉自腔外穿入胃壁，笔者观察到其在门静脉高压症患者中经常走行迂曲，可形似曲张静脉，其内径通常在 2～3mm，应用超声内镜的彩色多普勒脉冲频谱（pulsed wave）功能可明辨动脉

（图 7-5）。黏合剂误栓胃动脉一旦发生，白光内镜下可见其供应区域胃黏膜立即变紫缺血，此时应当立即给予延长禁食、抑酸、补液等支持治疗。鉴于胃壁血供丰富，若注入动脉的黏合剂剂量甚小、误栓范围限于局部，通常不至于发生肌层坏死穿孔等并发症，预后好；当注射量大时，理论上存在黏合剂逆流溢入肝总动脉或脾动脉的可能性。

8. 弹簧圈移位

（1）血管腔内移位：通常认为置入静脉曲张管腔的弹簧圈，其成型直径应为拟栓塞血管直径的 120%～150%，以确保弹簧圈与血管壁良好附着而稳定在位。由于静脉曲张瘤体内血管通常呈盘旋迂回的空间结构，弹簧圈在注射黏合剂前即顺流移位至体循环的可能性甚小；而静脉曲张本身为门 - 腔分流道，血流方向离肝，弹簧圈移位至上游门静脉/脾静脉的可能性亦甚小。Fujii-Lau L. L. 等报道 1 例静脉曲张患者在透视下释放弹簧圈时，其中一枚弹簧圈逆流漂入门静脉主干，并最终嵌顿于门静脉的一个小分支内，未造成明显后遗症。

（2）异常移位至消化道管腔内：

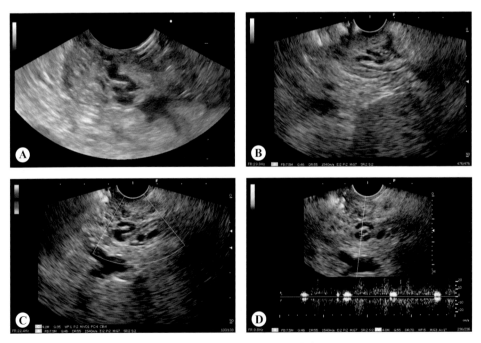

▲ 图 7-5 EUS 显示胃左动脉

A 至 C. EUS 在门静脉高压患者的贲门附近探及迂曲的胃左动脉；D. PW 模式清晰显示靶血管内动脉波谱

在一次学术交流中，国内同行曾汇报 1 例胃静脉曲张患者在完成经 His 角穿刺及 EUS 实时引导弹簧圈 - 黏合剂复合栓塞术后，弹簧圈的一端悬外黏附于针尖而随回撤的 EUS 穿刺针被拉回食管腔中。操作医生使用内镜下剪刀将露出食管腔内的弹簧圈残端剪断，患者预后良好。

(3) 排圈现象：上文已述。

（吴　巍）

四、典型病例分析

（一）食管静脉曲张套扎治疗后脱环出血

中年患者，因 1 个月内呕血、黑粪 2 次，于外院就诊行增强 CT 检查发现肝硬化、肝内胆管轻度扩张、门静脉高压、门静脉主干血栓形成、食管胃重度静脉曲张、胰腺尾部囊腺瘤、胸腹水（图 7-6A）；行腹部增强 MR，所见与 CT 相似，予以对症支持治疗后出血停止，但腹胀、腹水加重，转本院进一步治疗。25 年前曾行脾切除术，当时确诊乙肝后肝硬化，未抗病毒，近年复查乙肝表面抗原转阴。

入院后体检：神清，巩膜黄染，腹膨，移动性浊音（+）。实验室检查：白细胞计数 7.38×10^9/L，血红蛋白 105g/L，血小板计数 165×10^9/L，PT 19.0s，INR 1.66，总胆红素 111.7μmol/L，直接胆红素 57.9μmol/L，白蛋白 26g/L，肌酐 79μmol/L，甲胎蛋白 2.91ng/ml，癌胚抗原 3.21ng/ml，糖类抗原 125 1125.80U/ml，糖类抗原 19-9 238.80U/ml；乙肝六项：仅核心抗体 5.46（+），其余全阴性；丙肝阴性。胸腹水超声：右侧胸腔积液最大深度 56mm，左侧胸腔积液最大深度 37mm，腹水最大深度 81mm。肝功能 Child 评分 11 分，评级 C 级。

鉴于外院近期 CT、MR 检查均未见确切恶性肿瘤依据，因此针对食管胃静脉曲张进行治疗。食管全程可见 4 根重度静脉曲张，表面丰富红色征（图 7-6B）；贲门 - 胃体上部环周多发静脉曲张（图 7-6C）。胃内分 3 点予以直视下硬化剂 - 黏合剂治疗；食管前壁静脉曲张过粗无法直接套扎，行套扎截流硬化治疗；其余食管静脉曲张行多点套扎治疗，共套扎 7 环。

患者出院后 3 周，无明显诱因下解成形黑粪 5 次约 1000g，急诊收入病房。体检大致如前。实验室检查：血红蛋白 89g/L，白蛋白 26g/L；总胆红素 171.2μmol/L、直接胆红素 90.4μmol/L、糖类抗原 19-9 759.10U/ml

均较前明显升高。急行胃镜，于食管下段右侧壁见前次套扎术后溃疡未愈，表面暗红色血凝块附着（图 7-6D）；胃腔内大量血液。立即于上述未愈创面下方，直视下穿刺见自发回血，注射 1% 聚桂醇溶液 8ml（图 7-6E），于食管其余曲张静脉内酌情注射 1% 聚桂醇溶液适量。术后患者禁食 24h 后逐渐开放流质饮食无不适。

术后第 5 日凌晨，患者感腹部不适，恶心后呕鲜血约 200ml，伴头晕、脉速、血压偏低。立即予以禁食、补液及加强内科治疗，病情暂平稳后急行胃镜检查，见食管腔内潴留血性液体，前次出血创面可见大型红白色血栓附着（图 7-6F），胃内大量血凝块（图 7-6G），视野差。直视下穿刺白色血栓所在曲张静脉，见自发回血后注射含亚甲基蓝示踪剂的 1% 聚桂醇溶液 8ml，反复冲洗吸引，视野逐渐清晰，于上述曲张静脉内再追加穿刺 3 次，每次均见回血后分别团注 1% 聚桂醇溶液 6ml、7ml 及聚桂醇泡沫剂 7.5ml，每次注射完成后冲洗吸引片刻重复操作。于其余各壁曲张静脉内亦注射适量 1% 聚桂醇溶液。其间患者无误吸情况发生，术中血压低至 60/30mmHg，术后即刻血压回升至 72/50mmHg。

术后患者禁食 48h 无呕血黑粪，

5 天后再次复查，见原创面及各硬化剂注射点黏膜表面覆黄苔，创面整洁（图 7-6H）。于前次犯罪血管行直视下多点穿刺均无自发回血，回针无出血，考虑静脉曲张已闭塞。然而，患者血清总胆红素水平不断恶化，因此复查肝脏增强 MR 及MRCP，提示肝内胆管明显扩张，肝门区肝总管及肝左、右管内异常信号，考虑肝内占位伴胆道梗阻。与患者及家属商议后，患者及家属决定转外院进一步诊治肿瘤。

思考：本例患者病情一波三折，最终获得成功止血。对于侵犯肝胆管的恶性肿瘤患者，由于胆汁排泄不畅，门静脉压力往往显著升高，加之一般情况差、合并肝功能不全及腹水等，临床处理十分棘手。肝硬化患者需时刻警惕伴发肿瘤，必要时应行各方面检查以希早期诊断。

（二）套扎过程中食管静脉曲张破裂

高龄女性患者，因不明原因肝硬化继发食管胃静脉曲张急性破裂大出血，就诊于瑞金医院急诊抢救室，予以抗休克及常规药物治疗无效，紧急置入三腔两囊管压迫止血 5 天后收入病房进一步诊治。

既往史：曾因急性上消化道出血于外院多次治疗，其中 8 个月前

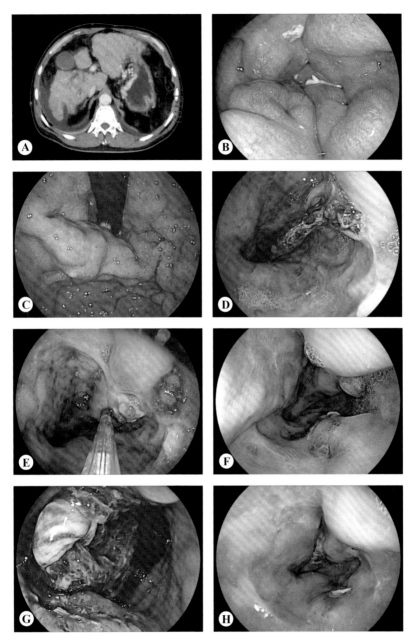

▲ 图7-6 食管静脉曲张套扎治疗后脱环出血

A. 术前CT所见；B. 食管四壁静脉曲张显著；C. 胃底贲门环周多发静脉曲张；D. 首次内镜治疗后3周，食管下段右侧壁套扎创面再发出血；E. 于出血点下方行注射硬化治疗；F. 补救治疗后5天，犯罪血管再发出血，表面可见大型红白色血栓；G. 胃内大量新鲜血凝块；H. 再次加强硬化治疗后5天复查，创面愈合良好，曲张静脉已闭塞

外院住院期间因深静脉置管后长期卧床，并发下肢深静脉血栓，于下腔静脉内置入滤网一枚。冠心病、心房颤动病史，由于合并门静脉高压静脉曲张而未行抗凝血 / 抗血小板治疗。

体检：吸氧中，神清，精神萎，腹膨隆，无压痛反跳痛，移动性浊音（＋），双下肢水肿。

基本实验室指标：白细胞计数 7.2×10^9/L，中性粒细胞（％）84.5%，血红蛋白 63g/L，血小板计数 35×10^9/L，C 反应蛋白 88mg/L；前白蛋白 70mg/L，总胆红素 19.4μmol/L，白蛋白 33g/L，肌酐 47μmol/L，PT 18.8s，INR 1.62，甲胎蛋白 3.47ng/ml。Child 评分为 7～8 分，评级 B 级。

急诊行胸、腹部增强 CT 提示肝硬化，脾大，门静脉主干及左右支内栓子形成，食管胃底静脉曲张，双侧胸腔积液，腹腔大量积液，上腹部肠系膜脂肪间隙模糊；下腔静脉滤网术后；胆囊炎，胆囊结石。

患者收入病房后立即送内镜中心行清醒镇静急诊胃镜检查。三腔两囊管抽气后无法拔除，于内镜监视下反复注水润滑，确认残气排尽后缓慢拔除。食管 – 贲门多发中重度静脉曲张（图 7-7A），咽部食管入口处、食管中下段、贲门多发溃疡、压疮，贲门小弯静脉曲张表面见白色血栓。胃黏膜广泛水肿、渗出、弥漫马赛克样改变，贲门大弯 – 胃底瘤状静脉曲张（图 7-7B）。

EUS 探查，提示贲门周围来源支甚多，其内径多为 2～3mm，黏膜下层显著增厚达 1～1.5cm 伴内部丰富静脉丛结构。

治疗：EUS 实时引导下，对贲门、胃底静脉曲张先行多点硬化 – 栓塞治疗。完成后，常规内镜进镜示食管静脉曲张部分缓解，表面少许示踪剂显示。

安装套扎器后，于食管最下段右侧壁套扎 1 环，皮圈释放瞬间，曲张静脉表面黏膜旋即破裂伴活动性出血（图 7-7C）。于破裂口上方 3cm 处谨慎选择表面黏膜完好的静脉曲张套扎 1 环，应用套扎器先端的透明帽拆除破裂、失压的第 1 环（图 7-7D），并将剩余皮圈全部击发至胃内，拆除套扎器手柄。直视下于该支曲张静脉内注射聚桂醇泡沫剂（原液：空气 =1 : 2）共 30ml，其中部分药物自破口外溢（图 7-7E）。治疗完毕后，透明帽压迫片刻，针眼及破口渗血停止。退镜观察食管各壁曲张静脉及多处压疮基底部均可见亚甲基蓝示踪剂显示（图 7-7F）。

患者安返病房，给予对症支持治疗后出院，随访至今 3 个月无出血。

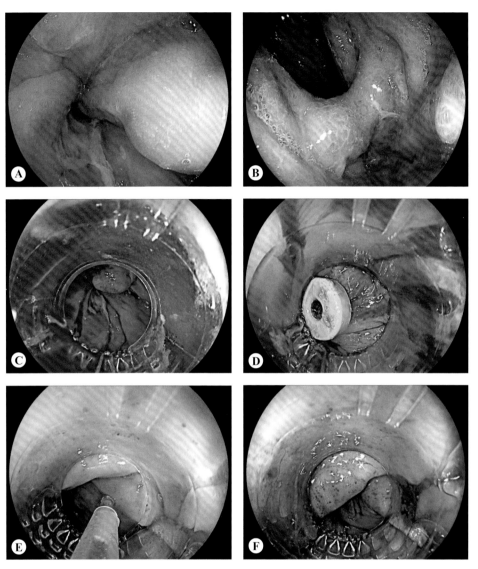

▲ 图 7-7 套扎过程中食管静脉曲张破裂

A. 食管下段重度静脉曲张，食管黏膜表面多发溃疡形成；B. 贲门大弯 – 胃底瘤状静脉曲张；C. 第一环皮圈释放瞬间，套扎组织旋即破裂出血；D. 应用透明帽拆除皮圈；E. 行套扎截流硬化治疗补救；F. 注射硬化治疗完成后，活动性出血停止，注射支及其他曲张静脉内均可见亚甲蓝示踪剂显示

思考：本例患者一般情况较差，长期三腔管压迫后黏膜表面质地不佳，增加了套扎出血的风险。套扎组织破裂后内部失压，皮圈容易松动提前脱落，可增加脱环出血风险。由于套扎组织阻碍注射，因此推落

该皮圈，并行套扎截流硬化治疗：在套扎点的血流上游方向行充分硬化治疗，以减少硬化剂回流，加强栓塞效果。

（三）内痔套扎术后脱环出血

中年女性，因近期反复便后夹带较多鲜血来诊。患者既往因反复发作腹泻腹痛伴黏液血便 8 年，确诊溃疡性结肠炎，长期口服美沙拉嗪，症状控制不甚理想，时而需要口服泼尼松、甲氨蝶呤等药物辅助控制症状，但自觉近期便血较重、多继发于排便后，便血不带黏液亦无明显腹痛，与既往溃疡性结肠炎发作的症状不同。

体检：神清，贫血貌，一般情况尚可。肛门视诊：可见外痔及一处白色赘生物。实验室检查：白细胞计数 $1.77 \times 10^9/L$，中性粒细胞（%）60.7%，血红蛋白 63g/L，血小板计数 $155 \times 10^9/L$；葡萄糖 8.54mmol/L，前白蛋白 166mg/L，白蛋白 30g/L，肌酐 71μmol/L，P-ANCA 阳性，C-ANCA 阴性。

入院后行全结肠镜评估，提示左半结肠黏膜充血水肿，散在针尖样溃疡；混合痔；肛管赘生物（图 7-8A）。从患者症状判断，认为患者便血系痔病引起的成分较大。取得患者知情同意后，将外痔回纳，行内痔

内镜套扎治疗术，于内痔及痔上黏膜表面套扎 5 环，操作顺利（图 7-8B）。

患者安返病房，此后数日便后滴血明显缓解。术后第 4 日，患者排便时忽觉轻松感，同时伴有较多量鲜血排出，此后数次解便均带鲜血。次日行肠镜复查，见部分套扎环已脱落，其中一处创面覆较多血痂，考虑脱环出血（图 7-8C），予以局部泡沫硬化治疗（图 7-8D），此后数日便血症状基本消失。

补救硬化治疗后第 5 日，患者便血复发，再次肠镜检查，见前次硬化治疗后创面较多炎性渗出伴血痂附着（图 7-8E），考虑犯罪病灶仍为该处创面，再次追加泡沫硬化治疗，并予 2 枚大钛夹关闭该创面（图 7-8F）。此后患者病情平稳，至今随访 1 年余未再发类似便血。

思考：该出血性混合痔患者，经套扎及补救硬化治疗后均在短期内出现创面不愈、便血加重，首先考虑与其溃疡性结直肠炎的原发病及虚弱的营养情况密切相关。

（四）胃静脉曲张硬化剂－黏合剂栓塞治疗后继发急性脑梗死

中老年女性患者，因乙肝后肝硬化失代偿期合并食管胃静脉曲张，最近 1 年内两次急性上消化道出血，来我院进一步诊治。追问病史，患

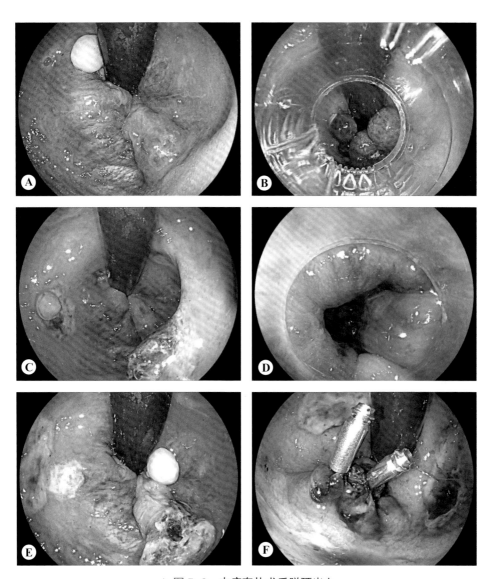

▲ 图7-8 内痔套扎术后脱环出血

A.直肠倒镜观察，可见内痔、肛管赘生物；B.内痔内镜套扎治疗术；C.套扎术后第5日，套扎创面脱环出血；D.行补救泡沫硬化治疗；E.补救硬化治疗术后第5日再发出血，见原套扎创面表面较多血痂附着；F.再次泡沫硬化治疗，并予2枚大钛夹关闭创面

者13年前因呕血诊断乙肝后肝硬化，已行脾脏切除，目前口服恩替卡韦控制病毒。

查体：神清，一般情况可。实验室检查：白细胞计数 6.72×10^9/L，血红蛋白 103g/L，血小板计数

67×10^9/L，肝功能 Child A 级。门静脉 CTA 提示：肝硬化，门静脉高压，门静脉主干及右支、肠系膜上静脉血栓形成，少量腹腔积液，食管 – 胃底静脉曲张；脾脏切除术后（图 7–9）。

患者完善术前准备后，于气管插管、全麻下行食管胃静脉曲张治疗。术中见食管全程 4 根重度静脉曲张，表面多发红色征，贲门 – 胃体上部可见明显静脉曲张与食管相连通。

于直视下穿刺贲门 – 胃体上部前壁侧静脉曲张，见自发回血，序贯注射 1% 聚桂醇注射液 8ml+ 黏合剂 2ml+ 空气 3ml，全过程中静脉曲张无肿胀，回针少许渗胶、无渗血；后壁侧穿刺同样可见自发回血，序贯注射 1% 聚桂醇注射液 9ml+ 黏合剂 2ml+ 空气 3ml，过程中静脉曲张有轻度肿胀，回针少许渗胶、无渗血。食管静脉曲张给予套扎治疗，共结扎 9 环，均为单环结扎，创面理想。

患者安返病房，术后诉上腹及胸部疼痛，伴呕吐淡红色液体两次，给予对症处理后缓解。次日晨查房时，患者诉自觉术后左上臂活动受限不能上抬。查体提示神清，对答切题，一般情况可，左上肢近端肌力（肩关节、肘关节）2 级、远端肌

力 5 级，右上肢及双下肢肌力、肌张力均正常，病理征阴性。急查头颅 + 颈椎 MR，提示右侧额顶叶散在急性腔隙性脑梗死；颈椎未见急性病变。给予低分子量肝素每日 1 支皮下注射抗凝血治疗，同时给予营养神经药静脉滴注辅助治疗，鼓励患肢增加运动，5 天后患肢肌力明显改善，左上肢近端肌力 3 级 +，一般情况稳定，予以口服甲钴胺、抑酸药、抗病毒药等可出院。

患者内镜治疗后半年复查，患肢活动基本恢复正常，胃镜提示食管静脉曲张趋于完全消退，贲门 – 胃体上部前壁侧无排胶现象或瘢痕形成；后壁侧可见排胶进行中。给予口服抑酸药，患者随访至今 2 年无再出血。

思考：本例患者行硬化剂 – 黏合剂栓塞术后 24h 内继发急性脑梗死，范围局限于大脑皮质，程度较轻，经抗凝血治疗后好转。患者无明显壁外门 – 腔分流道，术后复查显示食管无排胶瘢痕，脑梗死症状在治疗后短期内好转，以上不符合黏合剂所致异位栓塞表现，倾向于硬化剂导致可能性较大。该患者全麻术中血压偏低，也可能使局部末梢循环硬化剂清除速率减缓。术后静脉曲张几乎被根除，提示治疗效果良好。鉴于该患者胃静脉曲张来

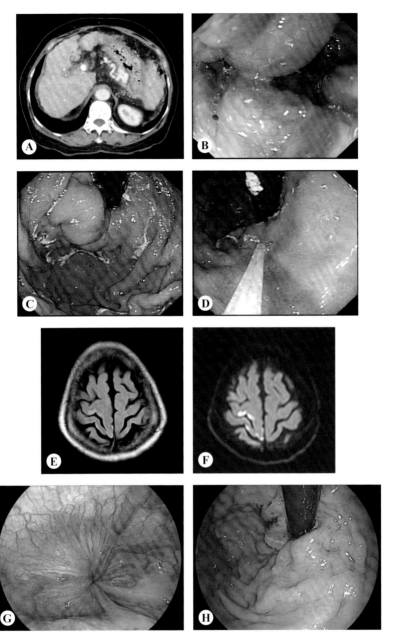

▲ 图 7-9　胃静脉曲张注射栓塞治疗后继发急性脑梗死

A. CT 显示胃壁内多发静脉曲张，胃左静脉明显迂曲扩张；B. 食管重度静脉曲张；C. 贲门 - 胃底静脉曲张明显；D. 贲门 - 胃体上部前壁直视下行硬化剂 - 黏合剂栓塞治疗；E. 术后头颅 MR T_2-FLAIR 序列显示右侧额顶叶斑片状稍高信号灶；F. DWI 序列显示上述区域明显高信号；G. 术后半年复查显示食管静脉曲张趋于完全消退；H. 复查显示贲门前壁无排胶现象，贲门后壁侧排胶进行中

源支较粗大，若能采用超声内镜引导的方法置入弹簧圈限流，有望减少栓塞剂用量，控制栓塞剂不良反应的发生。该患者术前心超未提示右向左分流，因此发生左心系统（反常）栓塞的原因仍不完全明了。

（五）胃静脉曲张直视注射栓塞治疗后继发脾梗死

中年女性，因原发性血小板增多症合并门静脉海绵样变性、门静脉高压，继发胃静脉曲张破裂出血而就诊于瑞金医院，当时肝功能Child 评分 9 分（B 级），急诊内镜显示孤立性瘤状胃底静脉曲张，表面可见一处大型白色血栓（图 7-10A）；食管 - 贲门静脉曲张（中重度）。急行胃底静脉曲张直视下硬化剂 - 黏合剂栓塞术及食管静脉曲张硬化术。其间患者并发大量腹水、自发性细菌性腹膜炎、肝肾综合征，经内科正规治疗后好转。出院后患者口服华法林抗凝血，INR 控制为 2～2.5；口服利尿药，腹水量少、中等。3 个月后复查胃镜及 CT 提示原瘤体消退、排胶进行中，排胶溃疡的胃底大弯侧可见粗大皱襞伴内部新发静脉曲张（图 7-10B 和 C），因此收入病房行追加治疗。

CT 显示该患者无胃肾分流道。内镜治疗于清醒镇静下进行。考虑

患者原发疾病系高凝血状态，华法林口服直到术前一日暂停。直视下对胃底 - 胃体交界部大弯侧粗大皱襞内新发静脉曲张进行穿刺，见回血后序贯团注 1% 聚桂醇注射液 3ml+ 黏合剂 1ml 均顺畅，但冲管 0.9% 氯化钠溶液甫一推入注射针即发生堵管。以上过程总共反复 4 次，每次冲管介质均推入 0.5～1ml 即发生堵管。考虑到针芯容量约 1.8ml，初步判断推入静脉曲张的黏合剂极为有限。末次，序贯团注 1% 聚桂醇注射液 3ml 后，将黏合剂 1.5ml+ 空气 2ml 使用"二合一法"一次性团注成功。其余部位按原定计划完成注射治疗。

患者安返病房后，次日诉左侧腹及背痛，程度中等，对症治疗后于数日内缓解，不伴有明显发热、腹胀等。复查 CTA 提示胃底静脉曲张栓塞效果好，与胃底紧贴的脾脏一极发生急性梗死（图 7-10D）。给予恢复口服华法林抗凝血、口服抑酸药后出院随访，至今 1 年半病情稳定。

思考：本例患者系胃底静脉曲张经首次内镜治疗后闭塞，新发胃短静脉曲张，不伴有胃肾分流道。当黏合剂在团注过程中反复发生堵管，局部硬化剂累计用量增加，放大了末次 1.5ml 黏合剂的栓塞效果，导致其上游侧的脾脏实质发生梗死。本例患者

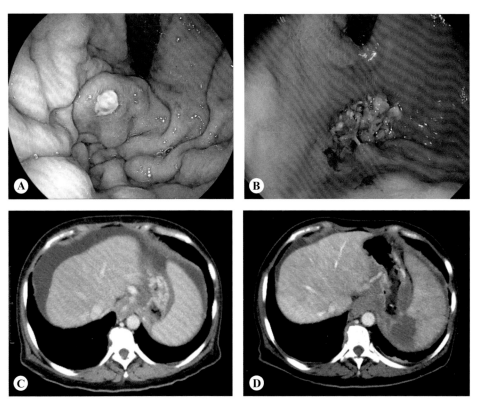

▲ 图 7-10　胃静脉曲张直视注射栓塞治疗后继发脾梗死

A.孤立性瘤状胃底静脉曲张伴大型白色血栓；B.首次内镜治疗后 3 个月，原瘤体消退，排胶进行中，胃底大弯侧可见部分新发静脉曲张；C.第二次治疗前 CT 所见；D.第二次内镜治疗后 CT 显示与胃底紧邻的部分脾实质梗死

中，该部分脾血直接引流至胃静脉曲张，脾静脉主干未受影响。局部脾梗死一般仅需对症处理即可。

（吴　巍）

参考文献

[1] Hsu PI, Lai KH, et al. Sequential changes of gastric hyper-plastic polyps following endoscopic ligafion. Zhonghua Yi Xue Za Zhi, 2001, 64(11):609-614.

[2] Young MF, Sanowski RA, et al. Comparison and characterization of ulcerations induced by endoscopic ligation of esophageal varices ver-sus endoscopic sclerotherapy. Gastrointest

Endosc, 1993, 39(2):119-122.

[3] Marks RD, Amold MD, et al. Gross and microscopic findings in the human esophagus after esophageal variceal band ligation:a post-mortem analysis. Am J Gastroenter, 1993, 88(3):272-274.

[4] 王军民，马欢，赵文娟，等 . 内镜下套扎术治疗内痔 54 例前瞻性研究 . 中国内镜杂志，2020, 26(4):50-54.

[5] 王津，梁仁峥，刘卫民 . 五点套扎法联合消痔灵硬化注射治疗内痔的临床研究 . 河北医学，2018, 24 (12):2602-2605.

[6] 中华医学会消化内镜学分会内痔协作组 . 中国消化内镜内痔诊疗指南及操作共识 (2021). 中华消化内镜杂志，2021, 38(9):676-687.

[7] Wehrmann T, Riphaus A, Feinstein J, et al. Hemorrhoidal elastic band ligation with flexible videoendoscopes:a prospective, randomized comparison with the conventional technique that uses rigid proctoscopes. Gastrointest Endosc, 2004, 60(2):191-195.

[8] Cazemier M, Felt-Bersma RJ, Cuesta MA, et al. Elastic band ligation of hemorrhoids:flexible gastroscope or rigid proctoscope. World J Gastroenterol, 2007, 13(4):585-587.

[9] Takafumi Yano, Takayuki Nagai, et al. Endoscopic band ligation and over-the-scope clip placement for refractory bleeding of Dieulafoy ulcer in the jejunum. Endoscopy, 2021, 53(3):E85-E86.

[10] Gemma Ibáñez-Sanz, Joan B Gornals, Laura Rivas, et al. Endoscopic band ligation without resection in selected patients for small and superficial upper gastrointestinal tract lesions, 2016, 108(5):250-256.

[11] Kim J S, Kim Y J, Chung J W, et al. Usefulness of endoscopic resection using the band ligation method for rectal neuroendocrine tumors, 2016, 14(2):164-171.

[12] Sun S, Jin Y, et al. Endoscopic band ligation without electrosurgery:a new technique for excision of small upper-GI leiomyoma, 2004, 60(2):218-222.

[13] Sun S, Ge N, et al. Endoscopic band ligation of small gastric stromal tumors and follow-up by endoscopic ultrasonography. Surg Endosc, 2007, 21(4):574-578.

[14] Yoshinori Sato, Hiroshi Yasuda, Asako Fukuoka, et al. Delayed perforation after endoscopic band ligation for colonic diverticular hemorrhage. Clinical Journal of Gastroenterology, 2020, 13(1):6-10.

[15] Berkelhammer C, Moosvi SB. Retroflexed endoscopic band ligation of bleeding internal hemorrhoids. Gastrointest Endosc, 2002, 55(4):532-537.

[16] Soehendra N, Nam CV, Grimm H, et al. Endoscopic obliteration of large esophagogastric varices with bucrylate. Endoscopy, 1986, 18(1):25-26.

[17] Esophageal, Gastric Varices Group, Chinese Society of Endoscopy, Chinese Medical Association. Tentative guidelines for endoscopic diagnosis and treatment of varicosity and variceal bleeding in digestive tract [Article in Chinese]. Chin J Dig Endosc, 2010, 27(1):1-4.

[18] Tessari L, Cavezzi A, Frullini A. Preliminary experience with a new sclerosing foam in the treatment of varicose veins. Dermatol Surg, 2001, 27(1):58-60.

[19] Stephen Caldwell. Gastric varices:is there a role for endoscopic cyanoacrylates, or are we entering the BRTO era? Am J Gastroenterol, 2012, 107(12):1784-1790.

[20] Kahloon A, Chalasani N, DeWitt J, et al. Endoscopic therapy with 2-octylcyanoacrylate for the treatment of gastric varices. Dig Dis Sci, 2014, 59(9):2178-2183.

[21] ASGE Technology Committee; Yasser M Bhat, Subhas Banerjee, Bradley A Barth, et al. Tissue adhesives:cyanoacrylate glue and fibrin sealant. Gastrointest Endosc, 2013, 78(2):209-215.

[22] Singh GK, Chauhan SG, Sethiya P, et al. Thrombin or glue- you decide. Endoscopy, 2021, 53(2):210.

[23] European Association for the Study of the Liver. EASL Clinical Practice Guidelines for the management of patients with decompensated cirrhosis. J Hepatol, 2018,

69(2):406-460.

[24] Tripathi D, Stanley AJ, Hayes PC, et al. U.K. guidelines on the management of variceal haemorrhage in cirrhotic patients. Gut, 2015, 64(11):1680-1704.

[25] Roberto de Franchis, Baveno V Faculty. Revising consensus in portal hypertension: report of the Baveno V consensus workshop on methodology of diagnosis and therapy in portal hypertension. J Hepatol, 2010, 53(4):762-768.

[26] Roberto de Franchis, Baveno VI Faculty. Expanding consensus in portal hypertension: Report of the Baveno VI Consensus Workshop: Stratifying risk and individualizing care for portal hypertension. J Hepatol, 2015, 63(3):743-752.

[27] Wu W, Liu QK, Li WG, et al. Ligation-occluded endoscopic injection sclerotherapy:a novel retrograde strategy for gastroesophageal varices obliteration. Endoscopy, 2021, 53(9): E328-E329.

[28] Mei XC, Wang X, Wu WY, et al. Balloon-assisted endoscopic sclerotherapy:a novel technology. Endoscopy, 2021, 53(9): E343-E344.

[29] Guo YW, Miao HB, Wen ZF, et al. Procedurerelated complications in gastric variceal obturation with tissue glue. World J Gastroenterol, 2017, 23(43):7746-7755.

[30] Romero-Castro R, Pellicer-Bautista FJ, Jimenez-SaenzM, et al. EUS-guided injection of cyanoacrylate in perforating feeding veins in gastric varices:results in 5 cases. Gastrointest Endosc, 2007, 66(2):402-407.

[31] Gonzalez MJ, Giacino C, Pioche M, et al. Endoscopic ultrasound-guided vascular therapy:is it safe and effective? Endoscopy, 2012, 44(5):539-542.

[32] Gubler C, Bauerfeind P. Safe and successful endoscopic initial treatment and long-term eradication of gastric varices by endoscopic ultrasound-guided Histoacryl (N-butyl-2-cyanoacrylate) injection. Scand J Gastroenterol, 2014, 49(9):1136-1142.

[33] Bick BL, Al-Haddad M, Liangpunsakul S, et al. EUS-guided fine needle injection is superior to direct endoscopic injection of 2-octyl cyanoacrylate for the treatment of gastric variceal bleeding. Surg Endosc, 2019, 33(6):1837-1845.

[34] Romero-Castro R, Pellicer-Bautista F, Giovannini M, et al. Endoscopic ultrasound (EUS)-guided coil embolization therapy in gastric varices. Endoscopy, 2010, 42(s2):E35-E36.

[35] Khoury T, MassarwaM, Daher S, et al. Endoscopic ultrasound-guided angiotherapy for gastric varices:a single center experience. Hepatol Commun, 2018, 3(2):207-212.

[36] Binmoeller KF, Weilert F, Shah JN, et al. EUS-guided transesophageal treatment of gastric fundal varices with combined coiling and cyanoacrylate glue injection (with videos). Gastrointest Endosc [Internet]. Gastrointest Endosc, 2011, 74(5):1019-1025.

[37] Bhat YM, Weilert F, Fredrick RT, et al. EUS-guided treatment of gastric fundal varices with combined injection of coils and cyanoacrylate glue:a large U.S. experience over 6 years (with video). Gastrointest Endosc, 2016, 83(6):1164-1172.

[38] Lo GH, Lin CW, Tai CM, et al. A prospective, randomized trial of thrombin versus cyanoacrylate injection in the control of acute gastric variceal hemorrhage. Endoscopy, 2020, 52(7):548-555.

[39] Frost J, Hebbar S. EUS-guided thrombin injection for management of gastric fundal varices. Endosc Int Open, 2018, 6(6):E664-E668.

[40] Bazarbashi AN, Wang TJ, Thompson CC, et al. Endoscopic ultrasound-guided treatment of gastric varices with coil embolization and absorbable hemostatic gelatin sponge:a novel alternative to cyanoacrylate. Endosc Int Open, 2020, 8(2):E221-E227.

[41] Thiruvengadam SS, Sedarat A. The role of endoscopic ultrasound (EUS) in the management of gastric varices. Curr Gastroenterol Rep,

2021, 23(1):1-10.

[42] Mohan BP, Chandan S, Khan SR, et al. Efficacy and safety of endoscopic ultrasound-guided therapy versus direct endoscopic glue injection therapy for gastric varices:systematic review and meta-analysis. Endoscopy, 2020, 52(4):259-267.

[43] Romero-Castro R, Ellrichmann M, Ortiz-Moyano C, et al. EUS-guided coil versus cyanoacrylate therapy for the treatment of gastric varices:a multicenter study (with videos). Gastrointest Endosc, 2013, 78(5):711-721.

[44] De Almeida Lôbo MR, Chaves DM, De Moura DTH, et al. Safety and efficacy of EUS-guided coil plus cyanoacrylate versus conventional cyanoacrylate technique in the treatment of gastric varices:a randomized controlled trial.

Arq Gastroenterol, 2019, 56(1):99-105.

[45] Rai P, Kc H, Goel A, et al. Endoscopic ultrasound-guided coil and glue for treatment of splenic artery pseudo-aneurysm:new kid on the block! Endosc Int Open, 2018, 6(7):E821-E825.

[46] Chen H, Li F, Zhang F, et al. Successful treatment by novel endoscopic ultrasound-guided devascularization for refractory splenic artery aneurysm associated with portal hypertension. Endoscopy, 2021, 53(5):E194-E195.

[47] Fujii-Lau LL, Law R, Wong Kee Song LM, et al. Endoscopic ultrasound (EUS)-guided coil injection therapy of esophagogastric and ectopic varices. Surg Endosc, 2016, 30(4):1396-1404.

第8章 其他常见并发症及处理

一、胰腺结石体外震波碎石术

体外震波碎石术起源于20世纪60年代初，并于1987年首次应用于胰腺结石的治疗。近年来，随着内镜技术的发展和临床经验的积累，胰腺体外震波碎石术（pancreatic extracorporeal shock wave lithotripsy，P-ESWL）逐渐成为胰腺结石患者的一线治疗方法。

P-ESWL是指在X线或B超实时监控下，将目标结石置于冲击波焦点上，利用在密闭空间瞬间释放能量产生的冲击波使结石粉碎。目前长海医院采用德国Dornier碎石机，能级一般采用4～6级，以6级为主，特殊患者（儿童、体弱患者或其他不适宜应用高能级患者）应减低碎石能级。单次震波数不超过5000次。麻醉方式主要采取静脉麻醉、喉罩麻醉、气管插管麻醉。

大量统计数据表明，P-ESWL

是安全有效的，术后不良事件的发生率较低。2014年，长海医院消化内科团队总结既往胰腺、泌尿系统及胆道结石ESWL并发症报道，结合中心经验，首次在国际上提出了P-ESWL术后并发症分级分度标准（表8-1）。依据术后不良事件的严重程度，将不良事件分为一过性不良事件和并发症。

（一）一过性不良事件

一过性不良事件（transient adverse event，TAE）主要包括皮肤瘀斑、浅表组织损伤疼痛、血尿、急性胃肠道黏膜损伤（呕血和黑粪）、高淀粉酶血症等，其中高淀粉酶血症定义为术后血清淀粉酶水平高于术前或正常值，但无任何临床症状。

TAE通常为一过性、可逆、不需要特殊临床处理和不影响后续治疗方案的损害，24h内可以自行恢复。

表 8-1　P-ESWL 术后并发症定义

	轻　度	中　度	重　度
急性胰腺炎	胰源性腹痛，术后 24h 淀粉酶水平超过正常值 3 倍，需要住院 2~3 天	住院治疗 4~10 天	住院 > 10 天，并发假性囊肿、需要介入治疗或手术
出血	临床出血的征象，血红蛋白降低，< 3g/L，不需要输血	需要输血（≤ 4 单位）	输血 ≥ 5 单位，需要血管造影介入或手术治疗
感染	体温 > 38℃持续 24~48h	住院治疗 > 3 天	脓肿，感染性休克，需要介入治疗或手术
石街	剧烈腹痛，无其他并发症	合并其他并发症，或住院治疗 > 3 天	合并其他并发症且住院 > 10 天，或需要手术治疗
穿孔	可能的或微小的液体渗漏，可以经补液和吸收治疗好转，治疗时间 ≤ 3 天	任何明确的穿孔，需要住院治疗 4~10 天	住院治疗 > 10 天，或需要介入治疗或手术

脾破裂、假性动脉瘤出血和胆胰管瘘等其他罕见并发症不包括在此分类；呕血和黑粪被认为是急性消化道黏膜损伤所致，未被列入并发症的分类，而被认为是一过性不良事件

（二）并发症

并发症是指术后需要临床治疗、延长住院时间的临床事件，主要包括：术后胰腺炎、出血、穿孔、感染和石街。长海医院消化内科团队纳入 634 例慢性胰腺炎患者，平均每例接受 2.3 次震波疗程，P-ESWL 总并发症率为 6.73%，其中术后胰腺炎为 4.35%，出血为 0.34%，感染为 1.36%，石街为 0.41%，穿孔为 0.27%。并发症出现主要有两个原因：一是冲击波在到达目标结石前经过的传导通路上损失部分能量，造成通路上组织损伤；二是胰腺随呼吸运动移位从而使冲击波能量释放至目标结石周围，导致邻近脏器损伤。

1. 急性胰腺炎

术后急性胰腺炎是最常见的并发症，发生于术后数小时，一般以轻、中度为主，重症较少见。多表现为腹痛、腹胀、恶心、呕吐、发热。其中腹痛为首发症状和主要表现，疼痛部位多在中上腹，可向腰背部呈带状放射，疼痛程度轻重不一，可为钝痛、刀割样痛、钻痛或

绞痛，呈持续性或阵发性腹痛加剧，取弯腰抱膝位可缓解；恶心、呕吐及腹胀多在起病后出现，呕吐物为食物和胆汁，呕吐后腹痛并不缓解，极少数患者表现为明显腹胀伴轻微腹痛或无腹痛。

对术后急性胰腺炎患者行实验室检查可见血清淀粉酶和（或）脂肪酶升高3倍以上；行影像学检查示CT表现符合急性胰腺炎相应影像学特征，但轻症者表现不明显。

对急性胰腺炎患者采用禁食、胃肠减压、补液等支持治疗。症状明显者应予抑制胰液分泌及抗胰酶药，如生长抑素及其类似物（奥曲肽）、质子泵抑制药和蛋白酶抑制药（乌司他丁、加贝酯）。腹痛剧烈者可在严密观察病情下予以镇痛药，如盐酸哌替啶、盐酸布桂嗪。若有胰腺外感染，应根据血培养或其他病原学证据选择抗菌药，但近年来研究表明，预防性抗菌药的应用不能降低胰腺坏死感染的风险，且会增加多重耐药菌及真菌感染的风险。

2. 石街

石街本是描述泌尿系结石ESWL的术后并发症，即大量碎石在输尿管中堆积没有及时排出从而阻碍尿液流出。在P-ESWL术后也会出现类似的情况，常于术后48h内发生：粉碎结石聚集胰管远端导致急性胰

液流出障碍，X线或CT可见碎裂的结石紧密堆积于胰管内，胰管较前明显扩张（图8-1），伴或不伴急性胰腺炎；止痛药不能缓解的剧烈腹痛，淀粉酶可以正常。

对于可随胰液排出、腹痛症状不持续性加重的患者，可予禁食、胃肠减压、补液等支持治疗，必要时予以镇痛和解痉药，观察有无排石；若症状进行性加重且无排石现象，应行急诊ERCP。对于此类患者应分阶段行P-ESWL，从胰头至胰体尾部分批次治疗。

3. 穿孔

P-ESWL导致的穿孔部位相对局限，主要发生于横结肠肝区，孔道较小，漏出物主要为肠道气体及少量肠液，故患者腹膜炎症状明显，可有板状腹表现，腹部立位片可见膈下游离气体，以此诊断。

对于此类患者，通常可以采取非手术治疗，其中包括持续胃肠减压、抗感染、补液、维持水电解质及酸碱平衡等，绝大部分患者均能通过非手术治疗缓解，若病情持续加重应积极采取手术治疗。

4. 出血

多见于术区或传导路径上的组织损伤，常于术后即刻或数小时内发生。血尿、急性胃肠道黏膜损伤（呕血和黑粪）为一过性不良事

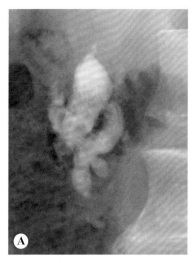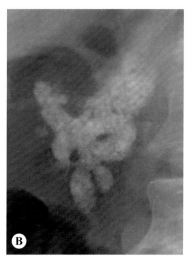

▲ 图 8-1　X 线示 ESWL 术前及术后结石形态

A. ESWL 术前结石形态；B. ESWL 术后结石形态

件，无须特殊处理，这里所指的出血为闭合腔室的出血，常见的包括肝包膜下出血、肠系膜出血、结肠出血等，若出血量较大，可表现为贫血、血压下降，甚至出现失血性休克，首先应予以非手术治疗，严密监测生命体征，补液，应用止血药，若积极的初步治疗仍不能有效控制，应行 DSA，必要时应行外科手术治疗。

5. 感染

常于术后数小时内发生，多为肠黏膜屏障功能破损，细菌入血所致的菌血症。患者表现为体温快速进行性升高，常为高热，血常规检查可见白细胞明显升高。对于此类患者建议早期积极行广谱抗生素治疗，通过血培养及药物敏感性试验以选用有效的抗生素。

（三）其他

1. 脾破裂

2001 年，Leifsson B.G. 等报道 1 例 P-ESWL 术后脾破裂的胰管结石病例。患者术中诉恶心呕吐，术后出现左腹剧烈痛伴左肩部放射痛，血压迅速下降但补液治疗有效，CT 示脾破裂及腹腔内大量积血。脾破裂原因尚不明确，可能是由于脾脏位于冲击波的传导通路上从而造成组织损伤。

2. 假性动脉瘤出血

假性动脉瘤是由胰腺假性囊肿中富含胰酶的胰周液体对邻近动脉

壁的自身消化造成的。由于 P-ESWL 会造成细胞损伤，也可能诱发了假性动脉瘤的形成过程。国外曾有 P-ESWL 导致假性动脉瘤破裂的病例报道，患者行动脉栓塞术以止血。

3. 胆胰管瘘

病因尚不明确，可能是由引流不畅的胰液直接损伤胆管壁所致，患者可以无症状而仅表现为胆汁淀粉酶的升高。对于此类患者的治疗目前尚无明确的共识。

4. 肠套叠

小肠、结肠均可发生。病因尚不明确，由于患者术前 X 线下可见结肠明显积气，故考虑为休克波物理刺激导致肠蠕动加剧所致。目前仅发现 1 例结肠套叠，患者以腹痛为主，CT 可见肠套叠征象（图 8-2）。此类患者的治疗方案以非手术治疗为主，如胃肠减压、消炎、对症支持治疗等。

虽然大量研究证实 P-ESWL 治疗胰管结石是安全有效的，但许多不良事件及并发症不可避免。因此应充分做好术前准备，鼓励患者多活动，对于术前排便、排气、物理刺激效果不佳者，可辅以药物（包括胃肠动力药物、少量泻药、益生菌等）治疗。碎石次数及能级应根据年龄、体质适当调整，制订合适的治疗方案。术中应密切监测患者

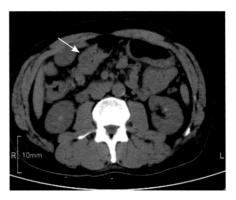

▲ 图 8-2　CT 示 P-ESWL 术后结肠套叠

情况，及时调整，精确定位。术后对并发症做到早发现早治疗，最大限度地减少对患者造成的伤害。

（陈　辉　衣津慧）

二、经自然腔道内镜手术

（一）概述

微创技术是目前医学手术学发展的主流方向之一。20 世纪，腹腔镜技术的出现造就了外科领域最为重大的一次技术革新，它将手术带入微创时代，造福无数患者。如今，随着微创理念的深入和内镜器械的发展，一种在治疗内镜基础上形成的全新微创治疗方式——NOTES 应运而生。

经自然腔道内镜手术（natural orifice transluminal endoscopic surgery，

NOTES）是指内镜经过食管、胃、直肠或者阴道等人体自然腔道进入胸腔或腹腔内进行诊断和治疗的手术，如经胃胰腺脓肿清创引流术、经阴道胆囊切除术等。自 2004 年 Kalloo 于猪模型上实施了首例经胃腹腔探查术开始迄今已有十余年的历史，其间 NOTES 经历了最初的研究热潮以及目前的默默无闻。

NOTES 自问世以来，便一直受到国内外医学界的广泛关注，很多学者认为这是一项足以引发行业变革的医学新技术，并对其寄予厚望。然而，NOTES 能否像腹腔镜一样引领潮流，让微创更进一步，从而带领我们走入真正的"无瘢"时代？在科技的持续进步和我们的不懈努力之下，答案必然是肯定的。但目前，NOTES 的发展面临着重重困难。技术方面，2005 年美国自然腔道手术评估与研究协会发表的白皮书认为，NOTES 存在的问题包括手术入路的选择、内镜在腹腔内的空间定位、腹腔感染预防与控制、空腔脏器腔外通道的安全闭合技术、NOTES 专用手术器械平台的缺乏等。这些技术难题加上其他诸如社会伦理、人员培训等问题，在很大程度上限制了 NOTES 的临床应用，使得传统 NOTES 的发展陷入低潮。NOTES 当前面临着诸多问题：治疗流程、并发症处理、长期随访的规范化管理、技术开展的条件、培训与准入制度建设，NOTES 系统评价体系的建立等。

虽然在 NOTES 的发展中面临着很多难题，但部分 NOTES 仍显示了其独特的优势，如腹腔探查相较于腹腔镜就具备探查范围广、创伤小等优点。NOTES 仍在稳步但缓慢地发展，其中关注的重点之一是 NOTES 的安全性和并发症情况。

（二）经自然腔道内镜手术的基本流程

NOTES 的基本操作流程包括：选择合适消化道切开部位，切口及邻近部位的清洗消毒，逐层切开或扩张消化道管壁，内镜进入消化道腔外，寻找手术靶目标，对目标组织器官进行诊疗，退出内镜封闭消化道管壁切口。以肝囊肿开窗术为例，NOTES 的基本手术流程为：患者取仰卧位，常规气管插管麻醉后。胃镜常规插入食管后，沿内镜推入外套管至胃体上部，胃镜到达后吸净胃内容物，先用 2000ml 生理盐水冲洗食管及胃腔，再用 1000ml 抗生素（环丙沙星及甲硝唑）冲洗，留置 10min 后吸出，最后用聚维酮碘自胃窦至外套管喷洒消毒后内镜吸净。更换 GIF-2TQ260M 灭菌内镜，进入胃腔后选择胃体下部前壁，针刀通电全层切开胃壁后，推入黄斑马导丝至腹腔，退出针刀更换扩张气囊扩张胃壁至 1.2cm 左右，通过插入和旋转将内镜推入腹腔，即可见肝左外叶巨大圆形肝囊肿。经内镜的一根活检管道插入内镜穿刺针，回抽囊液清亮，未见胆汁及血液。更换针刀，划开囊肿壁见有清亮液体流出并用胃镜吸出，肝囊肿萎缩，与正常肝脏分界明显。经内镜左侧活检管道插入圈套器并张开，经内镜右侧活检管道插入鼠齿钳并穿过张开的圈套器，使圈套器套于鼠齿钳上。因肝囊肿释放部分液体后萎缩，鼠齿钳可以容易地夹住囊壁并向内镜方向牵拉，圈套器张开并推离内镜方向，使圈套器套住尽可能多的囊壁并收紧，圈套器通电切下部分囊壁。多次重复以上操作，腹腔镜医生协助判断开窗是否充分，保证囊肿开窗足够大。取出囊壁并将胃镜退出胃壁至胃腔内，见胃壁切口较小，以止血夹 5 枚夹闭切口后退出内镜和外套管，置入鼻胃管手术结束。从内镜进入食管至手术结束耗时约 2.5h。

（三）经自然腔道内镜手术的常见并发症

NOTES 虽然发展了十余年，但仍然存在很多的问题，其中包括手术入路的选择、内镜在腹腔内的空间定位、腹腔感染预防与控制、空腔脏器腔外通道的安全闭合技术、NOTES 专用手术器械平台的缺乏等。在各环节还存在较多的争议，很多技术、方法和设备还不成熟，但仍在不断探索和前进。目前常见的并发症包括出血、闭合不确切、感染、邻近器官损伤及其他并发症。

1. 出血

NOTES 需要对消化道管壁全层切开。对黏膜及黏膜下层出血基本等同于常规 ESD，有丰富的经验和技术进行预防性止血。而浆膜层较薄且血管丰富，固有基层与浆膜层结合较为紧密，疏松结缔组织较少，易损伤浆膜层血管，加之内镜医师处理浆膜层出血经验较少，都会造成浆膜层的大量出血。

对黏膜及黏膜下层出血，需要按 ESD 操作技术规范，逐层切开。发现较大血管需要进行预防性凝固止血。一般固有肌层出血量较大，需终止继续切开，及时止血，以防大量出血影响视野。

选择合适的消化管壁全层切的部位对预防切开出血非常重要，一般胃的小弯侧有胃左、右动静脉，大弯侧有胃网膜左、右动静脉，胃体上部靠紧脾门处有胃短动、静脉。选择切开部位时需要避开相应部位。

一般行腹腔探查、胆囊切除时可选择胃体前壁为切开部位，可有效避开胃周围较大的血管。一旦出现胃壁固有肌层或浆膜层出血，需及时止血，以免积血影响视野，加大止血难度。可先用附送水冲洗，明确出血点，以电热活检钳准确夹住出血血管断端进行确切止血。如视野不清，不能明确出血点时，必要时内镜可以进入腹腔，倒镜观察浆膜层寻找出血点进行止血。如果内镜止血失败需要及时外科手术进行止血。

2. 闭合不确切

目前受内镜设备、技术及方法的限制，与开腹手术和腹腔镜手术相比，内镜下消化管道切口的闭合技术还存在较多问题，尚不完善。

现阶段常用的切口闭合技术有止血夹直接闭合、尼龙圈套荷包缝合法、OTSC 等。止血夹直接闭合一般只能闭合较小的切口，对内镜医师的操作技术要求高，闭合较为困难，耗费时间长，且止血夹一般只能闭合黏膜层，对张力较高的切口存在切口裂开的风险。尼龙圈套荷包缝合法具有闭合较为确切，成功率高的优势，但需要特殊双管道内镜，操作烦琐，耗费时间长，术中会出现止血夹翻倒至切口腔外等问题。OTSC 可以闭合较大切口，闭合

质量高，成功率较高。但存在器械的成本较高，操作技术要求较高的缺点。

3. 感染

感染是 NOTES 目前面临的临床难题之一。主要感染途径有两个：一是在手术操作过程中，消化内镜进入非无菌的消化道，内镜进出切口将感染源带入腹腔、消化液流入腹腔等术中因素导致感染；二是消化管道切口闭合不全、闭合不确切导致术后消化液进入腹腔导致感染。

NOTES 的无菌术要求与外科手术有较多不同。与外科严格的无菌术相比，NOTES 实践过程中的感染控制问题似乎不需要像外科手术一样严格。在胃肠道黏膜下肿瘤剥离术中，经常出现消化道管壁的穿孔，而术前基本都没有进行胃肠道的消毒处理，内镜封闭切口术后的感染情况非常少见，从侧面说明内镜手术单纯穿孔引起的腹腔感染并不严重。当然与 NOTES 相比，常规 ESD 内镜不需要进入腹腔，穿孔后操作时间相对较短。针对 NOTES 感染问题虽然已有较多的研究，但仍然面临较多疑问。

一些学者研究探讨了 NOTES 术前对消化道进行消毒对感染的影响因素。术前使用的术野清洗消毒种类有生理盐水、抗生素、过氧化氢

溶液和碘伏等，综合研究结果，术前消化道清洗消毒有一定的预防腹腔感染的作用，但缺乏大规模 RCT 的研究，目前 NOTES 术前的清洗消毒方法尚未取得共识。

4.邻近器官损伤

消化道管壁切开导致的邻近器官损伤虽不常见，一旦出现还会造成较为严重的并发症。

术前对消化管壁切开位置需要进行严格仔细地论证。根据目标部位、邻近解剖结构、CT/MR 等影像学综合考虑，选择合适的切口位置。术中需要仔细操作，分辨解剖结构的基础上进行逐层切开，可以有效避免邻近器官的损伤。

选择消化道切开方式也很重要，早期 NOTES 多选用穿刺法，即选用针状刀先在消化道管壁做一个小切开，再进入扩张球囊扩张至 1.5～1.8cm，再插入内镜。此方法的缺点是针刀切开时对壁外结构不清楚会损伤邻近器官，同时切口不光滑，内镜进出切口有较大难度。或者先使用超声内镜及穿刺针，在超声监视下穿刺针进入腹腔，再留置导丝，拔除穿刺针后沿导丝置入扩张探条或扩张球囊，可有效避开血管和邻近组织器官，避免损伤。近期多采用 ESD 的方法，逐层切开消化管壁。一般先进行黏膜下注射，切开黏膜和黏膜下层，再逐层切开固有肌层和浆膜层，此方法的优点为层次清晰，不易损伤壁外器官，同时切口较为光滑，切口较大，方便内镜进出，但存在消化液外漏的可能。综合来看，ESD 逐层切开的方法较为安全，操作时间有所延长。

5.其他并发症

NOTES 少见并发症包括找不到目标器官及误伤其他器官等。主要难题在于 NOTES 术中内镜进入腹腔，空间大小和结构复杂程度远超消化道腔内，而且消化内镜下显示的结构与腹腔镜图像相比差别巨大，即使外科医师也不能准确辨别软式内镜下的腹腔内解剖结构，加之导航方法和设备缺乏，NOTES 术中容易出现在腹腔内迷路，同时由于解剖结构辨识不准确，会误切其他器官，如把小肠误认为胆囊的情况也偶有发生。

（四）总结

从目前经验看，NOTES 在技术上是可行、安全和有效的。同时，也需要更多大样本的研究数据进一步完善 NOTES 的理论、技术、方法和器械设备。此外，在不影响安全性的前提下，内镜操作技术和技巧仍有待进一步提高。同时，开展此类手术操作建议具备一定 NOTES 手术经验的医师来进行操作，并且协同有经验的腹腔镜外科医师共同进行手术，以提高手术的安全性。毕竟 NOTES 的研究仅 20 余年，还有很多难题和疑问，但 NOTES 显示出的优势已为很多医生和患者认可，还需要进一步的发展和完善。

（王　东）

三、典型病例分析

经胃肝囊肿开窗术

经胃肝囊肿开窗术具有操作较为方便，创伤小的优点。具体手术步骤：①内镜切开胃壁进入腹腔；②使用电热活检钳及圈套器切除肝囊肿囊壁，吸除囊液；③缝合胃壁。相关图像见图 8-3 至图 8-16。

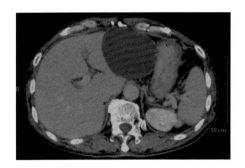

▲ 图 8-3　术前 CT

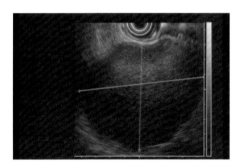

▲ 图 8-4　术前超声胃镜

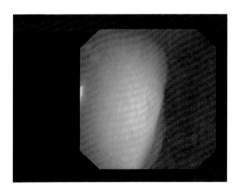

▲ 图 8-5　术前胃镜示囊肿压迫胃腔

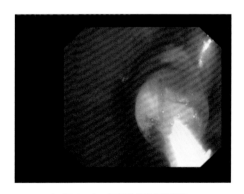

▲ 图 8-6　气囊扩张胃壁切口

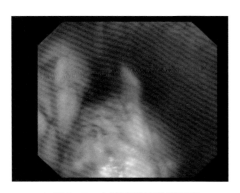

▲ 图 8-7 内镜视野下的肝囊肿

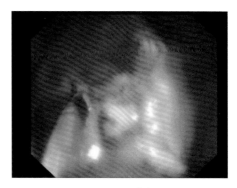

▲ 图 8-8 针刀穿刺肝囊肿

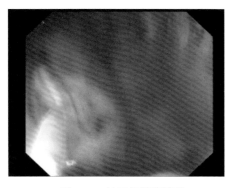

▲ 图 8-9 针刀切开肝囊肿

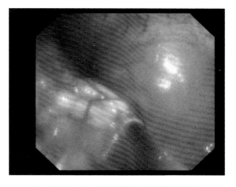

▲ 图 8-10 鼠齿钳与圈套器配合

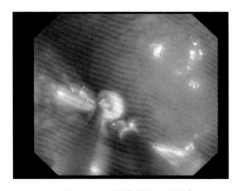

▲ 图 8-11 圈套器切下囊壁

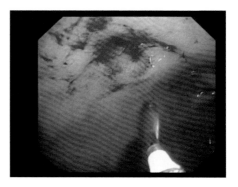

▲ 图 8-12 拔出内镜后的胃壁切口

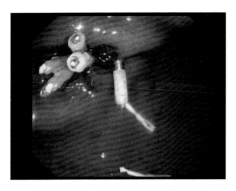

▲ 图 8-13　止血夹夹毕胃壁切口

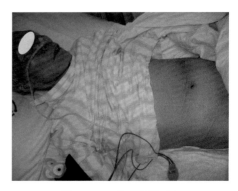

▲ 图 8-14　术后腹壁无切口

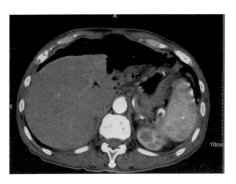

▲ 图 8-15　术后 CT

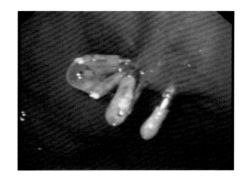

▲ 图 8-16　术后 7 天胃镜复查胃壁切口

（王　东）

参考文献

[1] 王丹，胡良皞．体外震波碎石联合内镜治疗胰管结石．肝胆外科杂志，2019, 27(2):150-152.

[2] Seven G, Schreiner M, Ross A, et al. Long-term outcomes associated with pancreatic extracorporeal shock wave lithotripsy for chronic calcific pancreatitis. Gastrointestinal endoscopy, 2012, 75(5):997-1004.e1.

[3] Sauerbruch T, Holl J, Sackmann M, et al. Extracorporeal lithotripsy of pancreatic stones in patients with chronic pancreatitis and pain:a prospective follow up study. Gut, 1992, 33(7):969-972.

[4] Ong W, Tandan M, Reddy V, et al. Multiple main pancreatic duct stones in tropical pancreatitis:safe clearance with extracorporeal shockwave lithotripsy. Journal of gastroenterology and hepatology, 2006, 21(10):1514-1518.

[5] Tandan M, Reddy D, Santosh D, et al. Extracorporeal shock wave lithotripsy and endotherapy for pancreatic calculi-a large single center experience. Indian journal of gastroenterology :official journal of the Indian Society of Gastroenterology, 2010, 29(4):143-

148.

[6] Hu L, Liao Z, Li Z. Rolling in the deep:a quaint sphere rolling in the deep pancreatic duct. Gastroenterology, 2013, 145(6):e7-e8.

[7] Guda N, Partington S, Freeman M. Extracorporeal shock wave lithotripsy in the management of chronic calcific pancreatitis:a meta-analysis. JOP :Journal of the pancreas, 2005, 6(1):6-12.

[8] Li B, Liao Z, Du T, et al. Risk factors for complications of pancreatic extracorporeal shock wave lithotripsy. Endoscopy, 2014, 46(12):1092-1100.

[9] 中华医学会消化病学分会胰腺疾病学组，《中华胰腺病杂志》编辑委员会，《中华消化杂志》编辑委员会. 中国急性胰腺炎诊治指南（2019，沈阳）. 中华胰腺病杂志, 2019, 19(5):321-331.

[10] Hirata N, Kushida Y, Ohguri T, et al. Hepatic subcapsular hematoma after extracorporeal shock wave lithotripsy (ESWL) for pancreatic stones. Journal of gastroenterology, 1999, 34(6):713-716.

[11] Bi Y, Wang D, Du T, et al. Hepatic subcapsular hematoma breaking into the abdominal cavity after extracorporeal shock wave lithotripsy for pancreatic stones. Journal of digestive diseases, 2018, 19(5):314-317.

[12] Liu Y, Hao L, Wang L, et al. Large mesenteric hematoma after extracorporeal shock wave lithotripsy for pancreatic stones:A case report. Medicine, 2018, 97(44):e13114.

[13] Liu Y, Hao L, Wang T, et al. Colonic hematoma after extracorporeal shock wave lithotripsy for pancreatic stones:a case report. BMC gastroenterology, 2019, 19(1):208.

[14] Leifsson B, Borgström A, Ahlgren G. Splenic rupture following ESWL for a pancreatic duct calculus. Digestive surgery, 2001, 18(3):229-230.

[15] Nakagawa Y, Abe T, Uchida M, et al. Hemorrhagic pseudoaneurysm in a pancreatic pseudocyst after extracorporeal shock wave lithotripsy for pancreatolithiasis. Endoscopy, 2011, 43(s2):E310-E311.

[16] Arakura N, Ozaki Y, Maruyama M, et al. Pancreaticobiliary fistula evident after ESWL treatment of pancreatolithiasis. Internal medicine (Tokyo, Japan), 2009, 48(7):545-549.

[17] Kalloo AN, Singh VK, Jagannath SB, et al. Flexible transgastricperitoneoscopy:a novel approach to diagnostic and therapeutic interventions in the peritoneal cavity. Gastrointest Endosc, 2004, 60(1):114-117.

[18] Rattner DW, Hawes R, Schwaitzberg S, et al. The Second SAGES/ASGE White Paper on natural orifice transluminal endoscopic surgery:5 years of progress. SurgEndosc, 2011, 25(8):2441-2448.

[19] ASGE/SAGES (2006). ASGE/SAGES Working Group on Natural Orifice Translumenal Endoscopic Surgery White Paper October 2005. Gastrointest Endosc, 2006, 63(2):199-203.

[20] Voermans RP, Van Berge Henegouwen MI, Fockens P. Natural orifice transluminal endoscopic surgery (NOTES). Endoscopy, 2007, 39(11):1013-1017.

[21] McGee MF, Schomisch SJ, Marks JM, et al. Systemic inflammation and physiologic burden of transgastric natural orifice translumenal endoscopic surgery (NOTES) peritoneoscopy:a controlled, prospective comparison between NOTES and laparoscopy. Gastrointest Endosc, 2007, 65(5):AB127.

[22] Reddy DN, Rao GV. Transgastric approach to the eritoneal cavity:are we on the right tract? Gastrointest Endosc, 2007, 65(3):501-502.

[23] Park Po, Bergstrom M, Ikeda K, et al. Experimental studies of transgastric gallbladder surgery:cholecystectomy and cholecystogastric anastomosis (videos). Gastrointest Endosc, 2005, 61(4):601-606.

[24] Kantsevoy SV, Hu B, Jagannath SB, et al. Transgastric endoscopic splenectomy:is it possible? Surg Endosc, 2006, 20(3):522-525.

[25] Wagh MS, Merrifield BF, Thompson CC. Survival studies after endoscopic transgastric oophorectomy and tubectomy in a porcine model. Gastrointest Endosc, 2006, 63(3):473-478.

[26] Merrifield BF, Wagh MS, Thompson CC. Peroral transgastric organ resection:a feasibility study in pigs. Gastrointest Endosc, 2006, 63(4):693-697.

[27] Jarek K, Tomasz S, Malgorzata M, et al. NOTES-third generation surgery. Vain hopes or the reality of tomorrow? Langenbecks Arch Surg, 2008, 393(3):405-411.

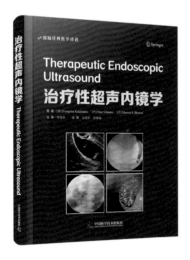

原　著　[希] Evangelos Kalaitzakis 等

主　审　李兆申

主　译　金震东　张敏敏

定　价　168.00元

　　本书引进自Springer出版社，是一部全面介绍治疗性超声内镜学领域最新进展的著作。书中所述不仅涵盖目前治疗性超声内镜设备及配件的使用、超声内镜诊疗相关镇静与镇痛等知识，还重点介绍了超声内镜引导下胆管引流术、胰管引流术、胆囊引流术等多种引流技术，以及超声内镜引导下消融治疗、基准标记物植入、抗肿瘤药物注射、近距离放射治疗等治疗性内镜超声在抗肿瘤方面的应用，同时涉及超声内镜引导下腹腔神经丛阻滞术/溶解术、血管介入治疗及胃空肠吻合术的内容。本书内容丰富、深入浅出，还包含大量超声内镜诊疗技术相关的精美图片及视频资料，适合从事治疗性超声内镜工作的医生、技师、医学生参考阅读。

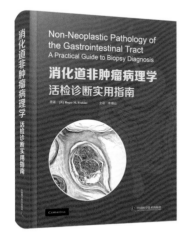

原　著　[英] Roger M. Feakins

主　译　李增山

定　价　298.00元

　　本书引进自剑桥大学出版社，是一部系统介绍消化道非肿瘤病理学的实用著作。全书共27章，先从整体的角度描述了消化道活检的作用、系统性疾病在消化道的表现、放射相关损害、药物相关损害、缺血和血管性疾病、儿童常见消化道疾病及癌前病变，然后系统描述了不同的消化道部位，即从正常结构到不同类型非肿瘤性疾病或相关病变的变异。全书按照日常诊断的思路进行整体编排，在关注诊断特征的同时，也强调临床病理联系、诊断中的陷阱和鉴别诊断问题，不仅根据疾病类型进行了纵向分类，还结合诊断和鉴别诊断的情况进行了横向的比较分析，这一特点在炎症性肠病的诊断和鉴别诊断中尤为突出。此外，本书还就目前存在争议的专业术语和诊断标准进行了详尽的解释和说明，对病理报告的内容和格式也给出了相应的指导建议，并将关键和重要的内容归纳总结成要点形式列出，便于读者加深记忆和理解。